Notfallvorsorge für Familien, in 7 Tagen krisenfest

Der praktische Wochenplan für Eltern – verständlich, kindgerecht & alltagstauglich

Christoph Sommer

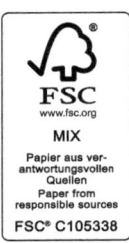

Bibliografische Information der Deutschen Nationalbibliothek: Die Deutsche Nationalbibliothek verzeichnet diese Publikation in der Deutschen Nationalbibliografie; detaillierte bibliografische Daten sind im Internet über http://dnb.dnb.de abrufbar.

Verlag: BoD · Books on Demand GmbH, Überseering 33, 22297 Hamburg, bod@bod.de

Druck: Libri Plureos GmbH, Friedensallee 273, 22763 Hamburg

ISBN: 978-3-8192-4690-6

Inhaltsverzeichnis

1. DAS KANN WIRKLICH PASSIEREN: REALE KRISEN & SINN-VOLLE VORSORGE

Eltern in Deutschland leben – zum Glück – in einem vergleichsweisen sicheren Umfeld. Dennoch haben Ereignisse der letzten Jahre gezeigt, dass Notfälle auch hierzulande möglich sind. Die Corona-Pandemie etwa hat vielen vor Augen geführt: Notfallvorsorge betrifft uns alle. Und auch Naturkatastrophen wie Unwetter und Überschwemmungen oder technische Störungen wie Stromausfälle machen deutlich, dass selbst in einem hochentwickelten Land niemand völlig vor Krisen gefeit ist. Dieses Kapitel erläutert, welche Krisen realistisch sind und warum es sinnvoll ist, sich als Familie darauf vorzubereiten – ohne Panik, aber mit gesundem Menschenverstand. Praxisbeispiele aus jüngster Zeit untermauern: *„Das kann wirklich passieren und Vorbereitung ist sinnvoll."*

Stromausfälle – Wenn der Strom plötzlich weg ist

Strom ist im Alltag so selbstverständlich, dass wir Ausfälle kaum erwarten. Tatsächlich ist die Stromversorgung in Deutschland sehr zuverlässig. Im Jahr 2019 betrug die durchschnittliche Unterbrechungsdauer pro Verbraucher nur rund 12 Minuten. Doch es gibt Ausnahmen: Immer wieder kommt es regional zu längeren Stromausfällen, etwa durch Unwetter oder technische Pannen. So beschädigte Orkan *Friederike* im Jahr 2018 mehrere Stromleitungen und trennte bis zu 140.000 Menschen für Stunden bis wenige Tage vom Netz. Auch in Großstädten sind Blackouts möglich: 2019 erlebte der Berliner Bezirk Köpenick den größten Stromausfall der Hauptstadt seit dem Krieg: 31.500 Haushalte saßen knapp 31 Stunden im Dunkeln.

Ein Stromausfall bedeutet mehr als fehlendes Licht: Heizung, Kochen, Telefon, Internet – all das funktioniert plötzlich nicht mehr. Ampeln und Züge stehen still, und nach einigen Stunden sind auch Handyakkus leer. Zwar arbeiten Netzbetreiber und Behörden daran, Stromausfälle schnell zu beheben, doch bei großflächigen Schadenslagen kann das dauern. Wichtig zu wissen: Die öffentlichen Hilfen, wie Feuerwehr oder Technisches Hilfswerk, sind bei umfangreichen Ereignissen nicht überall sofort zur Stelle. Daher ist es für Familien sinnvoll, sich auf einen Stromausfall vorzubereiten – etwa mit Taschenlampen, Batterieradios und einem kleinen Vorrat an Essen und Trinkwasser. Wenn der Strom über längere Zeit ausfällt, hilft ein Notvorrat an Lebensmitteln und Trinkwasser, die Situation gut zu überstehen. So kann Ihre Familie die Zeit überbrücken, bis das Licht wieder angeht.

Naturkatastrophen – Unwetter, Überschwemmungen und extreme Wetterlagen

Heftige Unwetter und Wetterextreme treffen mittlerweile auch Deutschland. Ein eindrückliches Beispiel sind die Starkregenfälle im Juli 2021, die in Rheinland-Pfalz, Nordrhein-Westfalen und Bayern verheerende Sturzfluten auslösten. Innerhalb weniger Stunden wurden harmlose Bäche durch enorme Regenmengen zu reißenden Strömen. Mehrere Dörfer wurden verwüstet, und es gab zahlreiche Todesopfer. Dieses Jahrhunderthochwasser zeigte, dass selbst hierzulande extreme Wetterereignisse ganze Regionen ins Chaos stürzen können. Familien standen vor der Frage: Wohin, wenn das Zuhause unter Wasser steht? Solche Ereignisse sind zwar selten, aber real und oft kommen sie ohne lange Vorwarnzeit.

Auch Stürme und Orkane können erhebliche Schäden anrichten. Fast jedes Jahr fegen schwere Stürme über Teile Deutschlands: Bäume stürzen um, Dächer werden abgedeckt und es kommt zu Verkehrschaos. Orkan *Friederike* 2018 beispielsweise brachte nicht nur den Bahnverkehr zum Erliegen, sondern sorgte wie erwähnt auch für großflächige Stromausfälle. Glücklicherweise bleiben die meisten Familien dabei körperlich unversehrt, doch solche Stürme können eine persönliche Katastrophe auslösen – etwa, wenn das eigene Haus beschädigt wird oder tagelang kein Strom da ist. Deshalb ist es wichtig, Unwetterwarnungen vom Deutschen Wetterdienst ernst zu nehmen und zu wissen, was im Ernstfall zu tun ist. Oft hilft es schon, rechtzeitig lose Gegenstände im Garten zu sichern, Notgepäck bereitzustellen oder einfach ein paar Tage zuhause bleiben zu können, bis sich die Lage beruhigt.

Neben Sturm und Regen rücken auch Hitze und Dürre als Naturgefahren in den Fokus. Heiße Sommer mit Temperaturen über 35 °C belasten insbesondere Kleinkinder, Schwangere und Ältere. 2018 und 2019 brach Deutschland Hitzerekorde mit stellenweise über 40 °C. Solche Hitzewellen führen nicht nur zu Gesundheitsgefahren, wie Dehydrierung oder Hitzschlag, sondern auch zu Wasserknappheit in der Natur. Glücklicherweise herrscht in Deutschland noch kein genereller Mangel an Trinkwasser, selbst im Dürresommer 2018 gab es in der öffentlichen Trinkwasserversorgung bis auf wenige lokale Ausnahmen keine Ausfälle. Allerdings mussten manche Haushalte mit eigenem Brunnen feststellen, dass dieser vorübergehend trocken lag. Auch riefen einige Gemeinden die Bürger zum Wassersparen auf, um die Versorgung sicherzustellen. Experten erwarten, dass durch den Klimawandel solche Extreme künftig häufiger auftreten könnten.

Für Familien bedeutet das: sowohl auf Zuviel an Wasser (Schutz vor Überschwemmung) als auch auf Zuwenig Wasser (Vorrat für heiße Zeiten) vorbereitet sein. Ein positiver Nebeneffekt: Wer z.B. Regenwasser sammelt oder sparsam mit Wasser umgeht, handelt ohnehin nachhaltig im Alltag.

Versorgungsengpässe – Wenn Lebensmittel, Wasser oder Medikamente knapp werden

Unsere moderne Versorgung funktioniert „just-in-time": Supermärkte werden täglich beliefert, Wasser kommt aus dem Hahn, Medizin ist in Apotheken verfügbar. Doch was, wenn diese eingespielte Versorgung vorübergehend stockt? Versorgungsengpässe können durch Nachfragesprünge bei Panikkäufen oder Lieferkettenproblemen entstehen. Ein bekanntes Beispiel sind die Hamsterkäufe zu Beginn der Corona-Pandemie im März 2020: Innerhalb weniger Tage waren Regale mit haltbaren Lebensmitteln und vor allem

Toilettenpapier leergefegt. Die Nachfrage schnellte in die Höhe, so stieg etwa die Nudelproduktion in Deutschland im März 2020 um 82 % gegenüber dem Vorjahr, um den plötzlichen Mehrbedarf zu decken. Auch in späteren Krisensituationen gab es solche Kaufwellen, 2022 kauften viele Bürger aus Sorge vor Lieferengpässen große Mengen Speiseöl, Hefe und Mehl, was zu zeitweisen Lücken in den Supermärkten führte. Diese Beispiele zeigen, wie schnell jederzeit verfügbare Güter vorübergehend knapp werden können.

Neben Lebensmitteln kann auch Trinkwasser in Ausnahmefällen zum Problem werden. Zwar sind flächendeckende Wasserausfälle extrem selten – die Wasserversorger in Deutschland gelten als sehr zuverlässig. Aber lokale Störungen sind denkbar, etwa wenn ein Rohrbruch die Versorgung unterbricht oder Hochwasser das Leitungswasser verschmutzt. Ohne Strom funktionieren zudem Pumpen und Wasserwerke nur eingeschränkt. Deshalb rät der Staat, für den Notfall immer etwas Trinkwasser im Haus zu haben. Offiziell wird empfohlen, pro Person etwa 2 Liter Wasser pro Tag für mindestens 10 Tage einzulagern. Dieser Vorrat kann in Form von Mineralwasserflaschen oder gefüllten Kanistern bereitstehen. Keine Angst: Das heißt nicht, dass man 20 große Wasserflaschen auf einmal kaufen muss. Ein Notvorrat wird durchdacht und langfristig angelegt, nicht kopflos wie bei einem Hamsterkauf. Im Unterschied zum impulsiven Horten in der Krise legt man einen Vorrat vorsorglich in sicheren Zeiten an und ersetzt ihn nach und nach wieder im Alltag. So ist er immer frisch gefüllt, ohne dass man anderen in einer Mangellage etwas wegnimmt.

Ein weiterer kritischer Bereich sind Medikamente. Viele Familien sind auf bestimmte Arzneien angewiesen, sei es das tägliche Asthmaspray fürs Kind oder Blutdrucktabletten für die Großeltern. Lieferengpässe bei Medikamenten haben in letzter Zeit zugenommen. Besonders rund um den Jahreswechsel 2022/23 waren etliche Arzneimittel knapp, darunter Antibiotika und Fiebersäfte für Kinder. Eltern suchten teils verzweifelt in mehreren Apotheken, um gängige Kinderarznei zu bekommen. Solche Engpässe entstehen durch globale Produktionsprobleme, hohe Nachfrage oder Zuliefererausfällen. Umso wichtiger ist es, wichtige Medikamente auf Vorrat zu haben: Achten Sie darauf, Ihren Bestand rechtzeitig aufzufüllen, bevor er aufgebraucht ist. Insulin, Herzmedikamente oder auch regelmäßig benötigte Schmerz- und Fiebermittel sollten nicht erst am letzten Drücker nachgekauft werden. Sprechen Sie mit Ihrem Arzt darüber, wie Sie am besten einen kleinen Medikamentenvorrat anlegen können. Auch eine gut ausgestattete Hausapotheke mit Verbandmaterial und Mitteln gegen gängige Beschwerden gehört zur Notfallvorsorge, dann ist Ihre Familie bei Krankheit oder Verletzung zu Hause handlungsfähig.

Krankheitswellen und Quarantäne – Wenn das öffentliche Leben stillsteht

Eine schwere Epidemie oder Pandemie erlebt man zum Glück nicht alle Tage. Doch seit 2020 wissen wir, dass auch dies real passieren kann. Die Corona-Pandemie war ein einschneidendes Erlebnis für alle Familien. Von heute auf morgen galten Kontaktbeschränkungen, Kitas und Schulen wurden geschlossen, und viele Menschen mussten wochenlang in häusliche Quarantäne. Was früher unvorstellbar schien, war plötzlich Alltag: Man ging nur noch selten einkaufen, Großeltern durfte man zeitweise nicht besuchen, und bei einer Infektion musste die ganze Familie zu Hause bleiben. COVID-19 ist ein extremes Beispiel einer Krankheitswelle mit globalen Auswirkungen. Auch wenn hoffentlich kein vergleichbares Szenario so bald wiederkehrt, haben wir gelernt, worauf es dann ankommt: Die grundlegende Versorgung der Familie muss auch bei Ausgangsbeschränkungen gesichert sein.

Das bedeutet: genügend Lebensmittel, Hygieneartikel und evtl. Medikamente im Haus zu haben, um 1–2 Wochen ohne Nachschub auszukommen. Familien mit Notvorrat meisterten Quarantänezeiten deutlich gelassener, weil sie nicht direkt auf fremde Hilfe oder überfüllte Lieferdienste angewiesen sind.

Neben Corona gab und gibt es auch andere Krankheitswellen, die zwar meist weniger dramatisch sind, aber dennoch das Leben beeinträchtigen können. Regelmäßig rollt im Winter die Grippe durch das Land und lässt die Arztpraxen voll werden. Auch Magen-Darm-Viren oder Kinderkrankheiten können kurzfristig Schulen und Kitas lahmlegen. Die Grippewelle 2017/2018 forderte in Deutschland tausende Todesopfer – eine „stille" Krise, die viele gar nicht mitbekommen haben, die aber zeigt, wie verwundbar unsere Gesellschaft auch durch Krankheiten ist. Zwar musste vor Corona kaum jemand je in Quarantäne, doch das Beispiel hat sensibilisiert: Falls wieder ein neuartiger Erreger auftaucht, ist es gut, vorbereitet zu sein. Selbst für den Fall einer saisonalen Epidemie hilft es, einen Plan zu haben: Wer kümmert sich um die Kinder, wenn beide Eltern gleichzeitig krank im Bett liegen? Haben wir genügend haltbares Essen, falls wir ein paar Tage daheimbleiben sollten? Solche Überlegungen gehören zur Krisenvorsorge dazu.

Kombination mehrerer Ereignisse – Wenn Krisen zusammenfallen

Besonders herausfordernd wird es, wenn mehrere Krisen gleichzeitig auftreten oder sich gegenseitig bedingen. Leider ist auch das nicht nur Theorie. Ein Krisenereignis kann ein weiteres auslösen: Man spricht dann von einer Kaskade oder Kombinationskrise. Ein Beispiel dafür haben wir bereits gesehen: Die Pandemie ab 2020 führte zu weltweiten Lieferkettenstörungen, die ihrerseits Engpässe bei vielen Produkten verursachten. Plötzlich fehlten nicht nur medizinische Masken und Desinfektionsmittel, sondern auch elektronische Bauteile, Rohstoffe und Alltagswaren – eine Verkettung von Gesundheitskrise und Wirtschaftskrise. Familien spürten das etwa an Verzögerungen bei Bestellungen oder leeren Regalen, wie dem erwähnten Toilettenpapiermangel. Ein anderes Beispiel: Naturkatastrophen lösen oft Folgeschäden aus. So kann ein schwerer Sturm einen Stromausfall verursachen, wie Orkan *Friederike* es tat. Oder denken wir an Winter 2005 im Münsterland: Damals knickten unter extremem Schneefall massenhaft Strommasten um, und 250.000 Menschen hatten bis zu 5 Tage lang keinen Strom, mitten in klirrender Kälte. Diese Kombination aus Unwetter und Versorgungsausfall wurde für viele Haushalte zur harten Bewährungsprobe. Nur mit Notstromaggregaten und großem Hilfseinsatz konnte die Lage gemeistert werden.

Auch weniger dramatische Kombinationen sind möglich. Kommt es während einer Grippewelle mit hoher Hospitalisierungsrate zusätzlich zu einem Stromausfall, geraten die Kliniken schnell an ihre Grenzen: Die Versorgung der vielen Patienten wird erheblich erschwert, was besonders für Schwerkranke und Intensivpatienten lebensbedrohlich sein kann. Betrachtet man die Hitzewelle in Kalifornien 2024 führte diese zu Wasserknappheit und zeitgleich verursachte ein Waldbrand dichten Rauch und gefährdete zahlreiche Wohngebiete – die Einsatzkräfte kämpften neben der Löschwasserknappheit damit, die Bewohner rechtzeitig aus ihrem Zuhause zu evakuieren.

Solche Szenarien zeigen: Krisen können sich überlagern. Natürlich muss man nicht für jeden denkbaren Katastrophen-Mix getrennt planen. Aber je breiter eine Familie aufgestellt ist, desto besser kann sie auch ungewöhnliche Lagen bewältigen. Wer einen Vorrat an Lebensmitteln, Wasser und Medikamenten hat, dazu Batterien, Kerzen und Gaskocher im Haus, der kommt sowohl durch einen Stromausfall allein als auch durch einen Stromausfall *und* Lieferproblemen relativ gut hindurch. Flexibles Denken ist entscheidend. Wer die Grundprinzipien der Vorsorge verstanden hat, kann improvisieren.

Fazit: Vorsorgen – aber ohne Angst

Die genannten Krisenszenarien, ob Stromausfall, Flut, Versorgungskrise oder *Pandemie*, mögen alle unterschiedlich sein, aber sie haben eines gemein: Wenn der Notfall erst eingetreten ist, ist es für Vorsorgemaßnahmen meist zu spät. Genau deshalb lohnt es sich, in guten Zeiten über die Notfallvorsorge nachzudenken. Kein Mensch kann jede Krise verhindern, aber jeder kann dafür sorgen, im Ernstfall nicht völlig unvorbereitet dazustehen. Wichtig ist dabei eine ausgewogene Haltung: Vorsorge bedeutet *nicht* Panik oder dauernde Angst vor dem Worst Case, im Gegenteil, Vorsorge schenkt Sicherheit und stärkt das Vertrauen in die eigene Handlungsfähigkeit. Wer weiß, dass für ein paar Tage genug Essen, Trinkwasser und andere Notwendigkeiten zu Hause sind, kann auch einer Unwetterwarnung oder Quarantäne viel gelassener entgegensehen.

Als Familie sollten Sie das Thema offen besprechen, ohne die Kinder zu ängstigen. Es hilft, Notfallpläne spielerisch zu üben (etwa „Was tun wir, wenn das Licht ausgeht?") und den Kindern zu erklären, dass man für alle Fälle etwas vorbereitet hat. Machen Sie klar: Genau wie man einen Erste-Hilfe-Kasten oder Rauchmelder im Haus hat, so ist auch ein Notvorrat und ein Plan für den Notfall einfach eine vernünftige Vorsichtsmaßnahme. Die Wahrscheinlichkeit, ihn zu benötigen, ist gering – aber wenn doch, kann er Leben retten oder zumindest viel Stress ersparen.

Zum Schluss sei betont, dass Notfallvorsorge solidarisch sein kann: Wenn jeder Haushalt in sicheren Zeiten ein bisschen vorsorgt, müssen im Krisenfall nicht wenige hamstern und andere gehen leer aus. „Ein Notvorrat ist sogar gut für die Gemeinschaft", stellt das Bundesamt für Bevölkerungsschutz fest. In diesem Sinne: Vorsorge ist Fürsorge, für sich selbst, die Familie und auch die Nachbarn. In den nächsten Kapiteln werden wir Schritt für Schritt erläutern, *wie* Sie in 7 Tagen Ihre Familie krisenfest machen können. Von der richtigen Lebensmittelbevorratung über Notfallpläne bis zur Hausapotheke. So sind Sie vorbereitet, *ohne Angst und mit Augenmaß*. Denn mit kluger Vorsorge können Sie auch außergewöhnlichen Krisen gelassen entgegensehen.

2. 7-TAGE-NOTVORRAT FÜR FAMILIEN MIT KINDERN

Eine gute Notfallvorsorge umfasst einen Lebensmittel- und Haushaltsvorrat, der mindestens 7 Tage abdeckt. In diesem Kapitel erhalten Sie eine strukturierte Übersicht, wie Sie einen 7-Tage-Vorrat für Ihre Familie planen können. Berücksichtigen Sie dabei immer die Essgewohnheiten Ihrer Familienmitglieder, insbesondere der Kinder, und verwenden Sie vor allem haltbare Lebensmittel, die auch im Alltag gern gegessen werden. So stellen Sie sicher, dass in Notsituationen alle ausreichend versorgt sind und der Vorrat sich im Alltag leicht rotieren lässt. In Krisenzeiten ist nicht die Kalorienverteilung entscheidend, sondern dass genug sättigende Energie bereitsteht.

Getränke (insbesondere Trinkwasser)

Wasser ist das wichtigste Lebensmittel. Der menschliche Körper benötigt Flüssigkeit noch dringender als Nahrung. Planen Sie mindestens 2 Liter Trinkwasser pro Person und Tag ein. Für 7 Tage entspricht das ≈14 Liter pro Person. Darin enthalten sind ca. 1,5 Liter als Trinkmenge und 0,5 Liter zum Kochen. Kinder benötigen etwas weniger: etwa 1 Liter Trinkmenge pro Tag für Kinder bis 12 Jahre (zusätzlich etwas zum Kochen). Für eine Familie mit zwei Erwachsenen und zwei kleineren Kindern bedeutet das rund *50 - 60 Liter* Wasser für 7 Tage insgesamt.

1. **Empfohlene Vorratsprodukte:** Neben Wasser sind auch andere Getränke sinnvoll, etwa zur Abwechslung oder für Kinder, jedoch immer zusätzlich zum Wasser (nicht als Ersatz!):
   - **Säfte:** Kleine Mengen Saft in Tetra Pak oder Flaschen bringen Vitamine. Zitronensaftkonzentrat kann Wasser geschmacklich aufwerten.
   - **Tee und Kaffee:** Lagern Sie etwas Tee und Kaffee (lösliches Kaffeepulver hält lange) ein. In Stresssituationen können warme Getränke beruhigen. Denken Sie aber an die Zubereitung.

- **Kindergetränke:** Ein Pulver für Kakao oder Malzgetränk kann mit Milch/Wasser angerührt werden und dient als Seelentröster für Kinder. Auch Instant-Getränkepulver können hilfreich sein, um Abwechslung zu schaffen. Achten Sie auf Zucker und dosieren Sie maßvoll.

2. **Haltbarkeit & Lagerung von Wasser:** Ungeöffnete Mineralwasser-Flaschen sind je nach Verpackung unterschiedlich haltbar. In Glasflaschen ist Wasser oft bis zu 2 Jahre ohne Qualitätsverlust lagerfähig, in PET-Kunststoffflaschen meist ca. 6 - 12 Monate. Planen Sie daher ein, bei Wasser in Plastikflaschen, den Vorrat mindestens jährlich zu erneuern. Lagern Sie Wasser kühl und dunkel. Wichtig: Wasser *verdirbt* an sich nicht, kann aber durch Weichmacher in Kunststoffflaschen oder Keime verunreinigt werden. Prüfen Sie bei länger gelagertem Wasser den Geruch und die Klarheit. Sie können sauberes Leitungswasser selbst in saubere Kanister füllen. Für längere Haltbarkeit Wasser abkochen und eventuell mit Wasserdesinfektion (Silberionenlösung o. ä.) behandeln. Selbst abgefülltes Trinkwasser sollte alle 6 Monate ausgetauscht werden, wenn keine Konservierung erfolgt.

3. **Verbrauchstipps:** Denken Sie neben Trinkwasser auch an Brauchwasser für Hygiene/Toilette. Hierfür können Sie z. B. ein paar Kanister Leitungswasser bereitstellen. Falls Platz ist, können Sie im Notfall zusätzliches Wasser in Notfallwasserballons oder der Badewanne bereithalten. Man kann Wasser, das zum Nudeln kochen genutzt wurde, anschließend noch für die Toilette verwenden. Außerdem können Wasseraufbereitungstabletten oder -filter im Notfall nützlich sein, um unsicheres Wasser aufzubereiten.

Hinweis: Im Krisenfall kann die öffentliche Wasserversorgung bei Stromausfall ausfallen (Pumpen funktionieren nicht). Daher ist die Bevorratung von ausreichend Trinkwasser absolut vorrangig. **Ohne Wasser überleben wir nur wenige Tage** – Vorräte an Lebensmitteln machen also nur Sinn, wenn auch genug Trinkwasser da ist.

Kohlehydratlieferanten

Diese Kategorie liefert die Basisenergie (Kohlenhydrate) und macht den größten Teil des Vorrats aus. Pro Erwachsenen sollten etwa 250 - 300 g Kohlehydrate *pro Tag* eingeplant werden, das entspricht rund 1,7 - 2,1 kg in 7 Tagen. Kinder bis ca. 12 Jahre benötigen mengenmäßig weniger, etwa 130 - 200 g pro Tag (≈ 0,9 - 1,4 kg pro 7 Tage), abhängig vom Alter und Appetit.

1. **Empfohlene Vorratsprodukte:** Vollkornprodukte sind besonders wertvoll. Bewährt haben sich abgepacktes Brot mit langer Haltbarkeit, wie Dosenbrot oder eingeschweißtes Vollkornbrot, sowie Knäckebrot und Zwieback . Gut eignen sich auch trockene Nudeln und Reis. Kartoffeln liefern ebenfalls viel Energie, wegen der Gefahr des Keimens und Verderbens, sollten diese nur bei regelmäßigem Verbrauch und Austausch gelagert werden. Ergänzend können Hafer- oder Getreideflocken eingelagert werden, die als Müsli oder Porridge auch Kindern schmecken.

2. **Haltbarkeit & Lagerung:** Lagern Sie Getreideprodukte trocken, kühl und gut verschlossen. Nudeln, Reis und Haferflocken sind oft mehrere Jahre haltbar. Knäckebrot und Zwieback halten ungeöffnet meist viele Monate. Achten Sie auf Schädlinge, wie Mehlmotten oder Brotkäfer. Dichte Verpackungen oder Vorratsdosen schützen davor. Brot in Dosen kann ungeöffnet bis zu 10 Jahre haltbar sein. Notvorrats-Brot nach dem Öffnen, sowie frische Brot- oder Kartoffelvorräte sollten Sie regelmäßig auf ihre Haltbarkeit prüfen.

3. **Verbrauchstipps:** Nutzen Sie Mehl, Nudeln und Reis aus dem Vorrat regelmäßig im Alltag und ersetzen Sie Verbrauchtes direkt wieder. So bleibt der Vorrat frisch und es entsteht ein *„lebender Vorrat"*. Stellen Sie Lebensmittel mit kürzerer Haltbarkeit nach vorn ins Regal und die länger haltbaren nach hinten – so werden ältere zuerst verbraucht (First-in-First-out-Prinzip).

Gemüse und Hülsenfrüchte

Gemüse liefert wichtige Vitamine, Mineralstoffe und Ballaststoffe. Für einen Erwachsenen werden rund 400 g Gemüse pro Tag empfohlen – ca. 2,8 kg für 7 Tage. Für Kinder reichen etwa 200 - 300 g pro Tag (≈1,4 - 2,1 kg pro Woche), je nach Alter. Bevorzugen Sie Gemüsekonserven und -gläser, die ohne Kühlung lange haltbar sind.

Hülsenfrüchte sind ergänzend empfehlenswert – sie liefern wertvolles Eiweiß und Energie, sind ballaststoffreich und enthalten Vitamine und Mineralstoffe. Sie sollten daher zusätzlich eingeplant werden.

1. **Empfohlene Vorratsprodukte:** Legen Sie eine bunte Mischung an Gemüsekonserven an, um Abwechslung und Nährstoffe zu sichern. Geeignet sind beispielsweise Erbsen und Karotten oder geschälte Tomaten in Dosen, grüne Bohnen, Mais, Rotkohl, Sauerkraut oder Pilze im Glas. Hülsenfrüchte wie Bohnen, Kichererbsen oder Linsen sind wertvolle Sattmacher und Eiweißlieferanten. Diese gibt es ebenfalls trocken oder vorgegart in. Man kann sie gut als Eintopf, Suppe oder Salat zubereiten.
Tipp: Auch saure Gurken, Rote Bete oder ähnliche eingelegte Gemüsesorten bringen Abwechslung und enthalten wichtige Elektrolyte.

2. **Haltbarkeit & Lagerung:** Gemüsekonserven sind meist 1 - 2 Jahre haltbar, oft länger. Dunkle, kühle Lagerung, im Keller oder einer kühlen Kammer, ist ideal. Achten Sie darauf, Dosen mit Beschädigungen, Rost oder Beulen auszusortieren, da hier Verderb droht. Beachten Sie das Mindesthaltbarkeitsdatum und verbrauchen Sie ältere Dosen zuerst. Getrocknete Hülsenfrüchte sind ungeöffnet jahrelang haltbar, erfordern aber beim Kochen mehr Wasser und Zeit – lagern Sie sie nur, wenn Sie im Notfall auch ausreichend Wasser/Energie zum Kochen hätten. Trockene Hülsenfrüchte können als Keimlinge gezogen werden, so erhalten Sie im Ernstfall innerhalb weniger Tage frische Sprossen voller Vitamine, was auch für Kinder eine interessante Abwechslung sein kann.

3. **Verbrauchstipps:** Integrieren Sie Konservengemüse regelmäßig in Ihre Mahlzeiten und ersetzen Sie aufgebrauchte Dosen direkt. So haben Sie im Alltag immer einen Grundstock im Umlauf. Sie können natürlich Bohnen oder Erbsen durch andere Lieblings-Gemüsearten ersetzen. Wichtig ist, dass die Gesamtmenge und Nährstoffvielfalt stimmen.

Obst und Nüsse

Obst liefert Vitamine, Ballaststoffe und etwas Süße, das ist auch wichtig für die Moral in Krisenzeiten. Empfohlen werden etwa 250 g Obst pro Erwachsenen und Tag, also rund 1,75 kg in 7 Tagen. Bei Kindern können Sie mit etwa 150 - 200 g pro Tag kalkulieren (≈ 1 - 1,4 kg pro Woche). Da frisches Obst nur begrenzt haltbar ist, setzen Sie auf Konserven, Trockenobst oder säurearme Säfte.

Nüsse und Kerne sind lange haltbar und liefern gesunde Fette sowie Eiweiß. Sie können Sie gut als Ergänzung oder Snack einsetzen und werden von den meisten Kindern gern gegessen.

1. **Empfohlene Vorratsprodukte:** Bewährt sind Obstkonserven und Gläser, z. B. Kirschen, Birnen, Mandarinen oder Apfelmus. Achten Sie darauf, Varianten im eigenen Saft oder Wasser ohne zusätzlichen Zucker zu wählen, wenn Sie es gesünder möchten. Trockenobst wie Rosinen, getrocknete Aprikosen oder Pflaumen liefert konzentrierte Nährstoffe und natürliche Süße. Sie sollten wegen dem Zucker allerdings sparsam portioniert werden. Für Kinder eignen sich außerdem Fruchtriegel oder Fruchtquetschbeutel (Obstpüree in Portionsbeuteln) als praktischer Vorrats-Snack, diese sind meist einige Monate haltbar und sofort verzehrfertig. Nüsse und Kerne, beispielsweise Haselnüsse oder Mandeln sind lange haltbar und kommen als Snack oder im Müsli bei Kindern gut an. Beachten Sie jedoch eventuelle Allergien!

2. **Haltbarkeit & Lagerung:** Obstkonserven halten ungeöffnet 1 - 2 Jahre oder länger. Lagern Sie diese kühl und dunkel. Trockenobst ist trocken gelagert in luftdichter Verpackung mehrere Monate haltbar.

   Nüsse können bei längerer Lagerung *ranzig* werden, da ihr Fettgehalt mit der Zeit oxidiert. Bewahren Sie Nüsse kühl daher trocken und wenn möglich vakuumiert auf und verbrauchen Sie offene Packungen innerhalb einiger Monate. Prüfen Sie Trockenfrüchte und Nüsse gelegentlich auf Schimmel oder Schädlinge und verbrauchen bzw. erneuern Sie diese rechtzeitig.

3. **Verbrauchstipps:** Nutzen Sie auch hier das Rotationsprinzip. Beispielsweise können Sie Dosenobst als Dessert nutzen oder Trockenfrüchte ins Pausenbrot der Kinder mischen.

Frisches Obst: Wenn verfügbar, halten Sie zusätzlich etwas frisches Obst bereit. Frisches Obst sollte jedoch ergänzend und nicht als alleinige Reserve eingeplant werden, da es regelmäßig verbraucht und erneuert werden muss.

Milch und Milchprodukte

Milchprodukte liefern Protein, Fett und Calcium. Pro Erwachsenen sind etwa 250 g Milch/Milchprodukte pro Tag vorgesehen – knapp 1,75 kg in 7 Tagen. Für Kinder sind Milch und milchhaltige Produkte oft ein wichtiger Kalorien- und Calciumlieferant. Die Menge kann, je nach Vorliebe der Kinder, ähnlich wie beim Erwachsenen angesetzt oder leicht erhöht sein.

1. **Empfohlene Vorratsprodukte:** Lagern Sie vor allem haltbare Milchprodukte: H-Milch in Tetra Pak, Kondensmilch oder Milchpulver sind lange haltbar und im Notfall eine gute Alternative. Für Calcium und Eiweiß sorgen zudem Hartkäse, z. B. Parmesan oder Cheddar, diese sind gekühlt sehr lange haltbar und überstehen ungeöffnet auch einige Tage ohne Kühlung. Als streichfähige Alternative kann Schmelzkäse in Tuben oder Gläsern bevorratet werden. Für Kinder sind auch Puddingpulver oder

Kakaopulver sinnvoll: zusammen mit H-Milch lässt sich so ein schneller Nachtisch zaubern.

Wenn Kühlung gewährleistet ist, können Sie Butter oder Margarine auf Vorrat halten (siehe Fette/Öle). Falls nicht, ist Butter in Dosen oder als geklärte Butter (Ghee) eine Option, da sie ungekühlt lagerfähig ist.

Pflanzliche Alternativen: (Soja-, Hafedrink etc.) können Milch ersetzen, sind oft ebenfalls angereichert mit Calcium und Vitaminen und bieten sich daher als ideale Alternative an. Statt Käse können Hefeflocken (für käsigen Geschmack) oder länger haltbarer Tofu/Tempeh genutzt werden.

2. **Haltbarkeit & Lagerung:** H-Milch ist ungeöffnet i. d. R. 2 - 3 Monate haltbar. Lagern Sie diese möglichst kühl, bei über 30 °C kann H-Milch qualitativ leiden. Milchpulver ist ungeöffnet 1 - 2 Jahre haltbar, einmal angebrochen aber vor Feuchtigkeit zu schützen und binnen weniger Wochen zu verbrauchen. Hartkäse in Wachsbeschichtung (z. B. Bergkäse) hält gekühlt Monate, Schmelzkäse in Dosen/Glas ist oft 1 Jahr haltbar.

   Joghurt/Quark sind *nicht* ideal für den Notvorrat, da sie kurz haltbar und kühlungsbedürftig sind, lagern Sie diese daher nur, wenn Sie sie im Alltagsverbrauch rotieren können.

   Pflanzendrinks in Tetra Pak sind ungeöffnet ca. 6 - 12 Monate haltbar, auch sie sollten kühl gelagert werden.

3. **Verbrauchstipps:** Bei Milchpulver üben Sie ruhig vorher einmal die Zubereitung, damit Dosierung und Geschmack passen.

Eiweißquellen: Fleisch, Fisch, Eier (und Alternativen)

Proteinquellen sind essentiell für die Ernährung: 110 - 150 g pro Tag, für Kinder entsprechend weniger (60 - 100 g/Tag je nach Alter). Pro Person auf 7 Tage umgerechnet etwa 0,8 - 1 kg. Wichtig ist die Haltbarkeit ohne Kühlung. Setzen Sie auf Konserven, Trockenprodukte oder fermentierte Waren.

1. **Empfohlene Vorratsprodukte:**
   - **Fleischkonserven:** Corned Beef, Bockwürstchen im Glas, Leberwurst im Glas oder Dauerwurst (Salami, Peperoni). Diese Produkte sind gekocht oder getrocknet und daher ungekühlt lange haltbar. Sie liefern tierisches Eiweiß und Fett. Kinder essen Dosenbockwurst oder Wiener Würstchen, leicht erwärmt, meist gern.
   - **Fischkonserven:** Thunfisch, Sardinen oder Heringsfilet in Tomatensoße liefert Omega-3-Fettsäuren und Protein. Thunfisch naturell ist vielseitig (als Aufstrich, Salat, Nudelgericht) und bei Kindern akzeptiert, wenn er z.B. mit Mayo als Thunfischcreme zubereitet wird. Makrelenfilets oder Lachs in Dosen sind weitere Optionen.
   - **Eier:** Frische Eier sind begrenzt lagerfähig. Wenn Sie Eier lagern, verbrauchen Sie diese früh im Krisenfall. Alternativ gibt es Eipulver (Volleipulver), das lange haltbar ist und mit Wasser angerührt z.B. für Rührei oder zum Backen dienen kann. Auch bereits gekochte, haltbar gemachte Eier (sogenannte Dauer-Eier in Kalkwasser oder Wasserglas) sind eine Möglichkeit.
   - **Vegetarische Alternativen:** Als Ersatz oder Ergänzung für Fleisch/Fisch eignen sich Hülsenfrüchte, Tofu in haltbarer Form oder texturierte Sojaprodukte (Sojaschnitzel, -granulat trocken). Auch Nüsse und Samen tragen Eiweiß bei. Wenn Ihre Familie wenig Fleisch isst, stocken Sie diese pflanzlichen Eiweißquellen entsprechend auf.
2. **Haltbarkeit & Lagerung:** Fleisch- und Fischkonserven sind mehrere Jahre haltbar. Lagern Sie sie kühl (< 20 °C) und trocken. Achten Sie wieder auf intakte Verpackungen (vakuumversiegelte Wurstgläser kein aufgewölbtes Lid, Dosen ohne Rost/Dellen). Salami und Hartkäse können auch ohne Kühlschrank einige Wochen hängen, sollten aber bei Zimmertemperatur nicht zu lange gelagert werden. Im Vorrat sollten Sie daher eher auf Konserven setzen. Eipulver ist ungeöffnet ≈1 Jahr oder mehr haltbar, einmal geöffnet aber vor Feuchtigkeit geschützt aufzubrauchen.

3. **Verbrauchstipps:** Nutzen Sie gelegentlich Ihre Konserven, um Chili con Carne oder andere Lieblingsgerichte als schnelles Essen zuzubereiten und ersetzen Sie diese dann. So sind sie im Notfall auch geschmacklich vertraut. Beachten Sie, dass viele Fleischkonserven salzig sind – zusätzliche Flüssigkeit einplanen. In einer Notsituation ohne Kochmöglichkeit können Sie Dosenfleisch und -fisch kalt verzehren. Warm serviert, schmecken sie aber meist besser, daher ist eine alternative Kochgelegenheit sinnvoll.

Fette und Öle

Fette sind wichtige Energielieferanten und helfen, fettlösliche Vitamine aufzunehmen. Im Vorrat sollten etwa 250 - 300 g Fette/Öle pro Person für 7 Tage vorgesehen werden. Das entspricht ca. 35 - 40 g Fett pro Tag für einen Erwachsenen. Dazu zählen Speiseöl, Streichfett (Butter/Margarine) und versteckte Fette in Konserven.

1. **Empfohlene Vorratsprodukte:** Mindestens 1 Flasche Speiseöl (z. B. Raps- oder Sonnenblumenöl) gehört in den Notvorrat. Öl ist vielseitig zum Kochen und Anrichten und hat einen hohen Kaloriengehalt. Pflanzliche Öle sind auch für eine vegane Vorratshaltung essenziell. Zusätzlich können Sie Butter, Ghee oder Margarine lagern. Auch Kokosöl ist bei Zimmertemperatur fest und sehr lange haltbar und kann zum Braten genutzt werden.

2. **Haltbarkeit & Lagerung:** Speiseöle sind in der Regel ca. 1 - 2 Jahren ungeöffnet haltbar. Licht und Wärme beschleunigen das „Ranzig werden", lagern Sie Ölflaschen dunkel und kühl. Geöffnete Ölflaschen sollten innerhalb einiger Monate verbraucht werden. Raffinierte Öle halten länger als kaltgepresste. Butter/Margarine ist im Kühlschrank bis zu einigen Monaten, Ghee und Kokosfett ungeöffnet oft jahrelang, haltbar. Ranziges Fett erkennt man am stechenden Geruch und sollte nicht mehr verzehrt werden. Prüfen Sie Fette vor Verwendung auf Geruch und Aussehen.

3. **Verbrauchstipps:** Verwenden Sie auch hier den lebenden Vorrat: Öl aus dem Vorrat im normalen Kochen benutzen und nachkaufen. Sie können einen kleinen Vorrat an Nüssen und Samen, bspw. Haselnüsse oder Sonnenblumenkerne, einplanen, welche zusätzlich gesunde Fette liefern. Denken Sie aber daran, diese wie oben beschrieben rechtzeitig zu verbrauchen, da auch sie ranzig werden können.

Zusätzlicher Bedarf für Babys und Kleinkinder

Familien mit Babys oder Kleinkindern müssen im Notvorrat besondere Bedürfnisse berücksichtigen. Säuglinge und Kleinkinder können nicht einfach bei allen Vorratslebensmitteln mitessen, daher planen Sie explizit deren Nahrung und Pflegeartikel mit ein:

- **Babynahrung:** Falls Ihr Baby noch Milchnahrung bekommt, bevorraten Sie ausreichend Säuglingsmilch (Milchpulver) für mindestens 7 Tage. Rechnen Sie den täglichen Bedarf an Fläschchen aus (z. B. Anzahl der benötigten Messlöffel pro Flasche × Flaschen pro Tag). Lagern Sie ein bis zwei ungeöffnete Dosen Milchpulver auf Vorrat, diese sind ungeöffnet etwa 2 Jahre haltbar. Wenn das Baby gestillt wird, muss sichergestellt sein, dass die stillende Mutter im Notfall genug zu essen und vor allem zu trinken bekommt. Ihr Bedarf ist erhöht. Stillende Mütter sollten neben Stillhütchen, Stilleinlagen etc. auch einen manuellen Milchpumpen-Aufsatz bereithalten, falls das Abpumpen nötig wird und Strom fehlt. Sobald Beikost eingeführt ist, lagern Sie auch Babygläschen oder Quetschbeutel für einige Tage ein. Wählen Sie Sorten, die Ihr Kind gut verträgt und mag. Viele Gläschen sind ungeöffnet 1 - 2 Jahre haltbar. Getreidebreipulver sind ebenfalls praktisch und lange haltbar. Sie werden mit Wasser oder Milch angerührt. Achten Sie auch auf ausreichend babyfreundliche Getränke: abgekochtes Wasser und fenchel-/kümmelhaltiger Tee für den Flüssigkeitsbedarf der Kleinsten. Wasser ist besonders wichtig: planen Sie ausreichend stilles Trinkwasser für Ihr Baby ein, etwa zum Mischen von

Milchpulver oder für Kleinkinder zum Trinken. Wenn das normale Trinkwasser abgekocht werden muss, nutzen Sie den Campingkocher dafür
und kühlen das abgekochte Wasser ab.
Tipp: Eine Thermosflasche für Babybrei kann hilfreich sein – einmal erhitzen und dann den Brei einige Stunden warmhalten.

- **Spezialnahrung und Medikamente:** Falls Ihr Kind Allergien hat oder spezielle Nahrung benötigt, stellen Sie sicher, auch hiervon genügend im Haus
zu haben. Gleiches gilt für wichtige Medikamente, wie Fiebersaft und In-
halationslösung – überprüfen Sie regelmäßig deren Haltbarkeit und tauschen Sie sie rechtzeitig aus.

Lagerung, Haltbarkeit und Rotation des Vorrats

Eine kluge Lagerhaltung stellt sicher, dass Ihr Notvorrat stets verzehrfähig
und frisch bleibt, ohne dass Lebensmittel verderben. Beachten Sie dazu folgende Grundsätze:

- **Kühl, trocken, dunkel:** Das ist die goldene Regel für fast alle Vorräte. Lagern Sie Lebensmittel in kühlen, trockenen und vor Licht geschützten
Räumen, idealerweise < 20 °C . Keller oder Speisekammer eignen sich
gut. Vermeiden Sie Temperaturschwankungen und achten Sie auf keine
Lagerung nahe einer Heizung.

- **Schädlingsschutz:** Bewahren Sie Vorräte in gut schließenden Behältern
auf. Insbesondere Mehl, Getreide und Trockenobst sind für Schädlinge
attraktiv. Kontrollieren Sie regelmäßig auf Anzeichen von Schimmel, In-
sekten oder Nagern. Bei Befall die betreffenden Vorräte entsorgen und
Maßnahmen ergreifen.

- **Rotation (First In – First Out):** Führen Sie mit dem FIFO-Prinzip einen *rol-
lierenden Vorrat* ein. Nutzen Sie regelmäßig Produkte aus dem Vorrat
zum alltäglichen Kochen und Kaufen Sie diese beim nächsten Einkauf
nach. So haben Sie stets relativ neue Ware gelagert. Wie bereits erwähnt: *„Lebender Vorrat"* bedeutet, dass der Notvorrat kontinuierlich

verbraucht und erneuert wird. Lagern Sie neue Einkäufe hinter Vorräten mit kürzerem Mindesthaltbarkeitsdatum im Regal, damit ältere zuerst verbraucht werden. Eine praktische Hilfe ist es, eine Liste der Vorräte mit MHD zu führen oder an der Innenseite der Vorratstür aufzuhängen.

- **Mindesthaltbarkeitsdatum (MHD):** Orientieren Sie sich am MHD der Produkte. Viele Lebensmittel sind auch nach dem MHD noch genießbar, allerdings können Geschmack und Nährwert nachlassen. Konserven sind oft Jahre über das MHD hinaus haltbar, solange sie ungeöffnet und unbeschädigt sind. Dennoch: Planen Sie, Vorräte vor Ablauf des MHD aufzubrauchen. Markieren Sie z.B. mit einem dicken Stift das MHD auf Dosen/Päckchen, um es auf einen Blick zu sehen.

- **Kontrolle:** Überprüfen Sie alle **6 - 12 Monate** systematisch Ihren Vorrat. Sortieren Sie abgelaufene oder bald ablaufende Produkte aus und ersetzen Sie sie. Dieser Check bietet sich z.B. zum Frühjahr und Herbst an.

- **Alternative Lager**: Falls Sie wenig Platz haben, verteilen Sie Vorräte auf mehrere Orte: Ein Teil im Keller, etwas im Küchenschrank, Getränke ggf. im Gästezimmer oder der Garage. Stellen Sie sicher, dass Sie im Notfall alles schnell finden, eine kurze Inventarliste nach Orten kann helfen.

- **Notkochstelle:** Lagern Sie, wenn möglich, auch eine alternative Kochgelegenheit, wie Gaskocher und Gaskartuschen in der Nähe des Vorrats. Diese gehört zwar zur Ausrüstung, nicht zum Lebensmittelvorrat, ist aber entscheidend, um Vorräte wie Reis, Nudeln, Tee auch bei Stromausfall zubereiten zu können.

Durch gute Lagerung und regelmäßige Pflege Ihres Vorrats stellen Sie sicher, dass im Ernstfall alles verfügbar und genießbar ist. Zudem sparen Sie im Alltag Geld und Zeit, weil Sie größere Mengen im Angebot kaufen können und stets Zutaten im Haus haben. Notvorrat ist somit keine einmalige Anschaffung, sondern eine laufende, aber lohnende Aufgabe.

3. NOTFALLAUSRÜSTUNG FÜR ZUHAUSE

Eltern können viel tun, um die eigene Familie auch zu Hause auf Notfälle vorzubereiten. Mit der richtigen Ausrüstung lassen sich typische Krisensituationen – vom Stromausfall bis zum Wassermangel – sicher und einigermaßen bequem überstehen. In diesem Kapitel lernen Sie, welche Dinge im Haushalt hilfreich sind, um Licht, Wärme, Essen, Kommunikation und Hygiene in einer Notlage aufrechtzuerhalten. Wir erklären es so einfach, dass Sie es auch Ihren Kindern angstfrei vermitteln können. So wird die Notfallvorsorge fast wie ein kleines Abenteuer und gibt Ihrer Familie das gute Gefühl: *„Wir schaffen das gemeinsam!"*

Licht und Energie im Notfall

Wenn der Strom ausfällt, wird es dunkel. Eine dunkle Wohnung kann Kindern Angst machen. Deshalb ist Notbeleuchtung das A und O. Stellen Sie sicher, dass Sie folgende Lichtquellen griffbereit haben:

- **Taschenlampen**: Am besten für jedes Familienmitglied eine eigene. Idealerweise nutzen Sie LED-Taschenlampen, da diese hell leuchten und batteriebetrieben lange durchhalten. Ihr Kind kann seine Taschenlampe sogar dekorieren oder mit Namen versehen, dann fühlt es sich sicherer. Erklären Sie kindgerecht: *„Die Taschenlampe hilft uns, falls das Licht nicht geht, damit wir alles sehen können, wie bei einer Schatzsuche im Dunkeln."* Denken Sie auch an Ersatzbatterien für alle Geräte, damit das Licht nicht plötzlich ausgeht. Alternativ können Sie Stirnlampen nutzen. Sie lassen die Hände frei, was beim Kochen oder beim Spielen mit den Kindern hilfreich ist. In der Praxis haben sich Stirnlampen als äußerst nützlich erwiesen, weil Eltern so z.B. gleichzeitig ihr Kind auf dem Arm halten *und* den Weg leuchten können. Auch Kinder finden Stirnlampen spannend, denn sie fühlen sich damit wie kleine *Bergarbeiter* oder *Entdecker*.

- **Kerzen und Teelichter**: Klassische Kerzen spenden nicht nur Licht, sondern auch etwas Wärme und Gemütlichkeit. Kinder sehen dem flackernden Licht gerne zu – das kann beruhigen. Nutzen Sie Kerzen aber nur unter Aufsicht von Erwachsenen und stellen Sie sie standsicher auf, am besten in ein Glas oder auf einen Teller und weg von Vorhängen oder Papier. Für Kinder können batteriebetriebene LED-Kerzen eine sichere Alternative sein, da sie ohne offene Flamme auskommen.

- **Camping-Laternen oder LED-Lampen**: Es gibt kostengünstige LED-Campinglampen, die mit Batterien oder Akku funktionieren. Diese leuchten einen ganzen Raum gleichmäßig aus und sind oft kinderleicht zu bedienen. Solche Lampen sind robust und ideal, um zum Beispiel beim gemeinsamen Kartenspiel am Wohnzimmertisch genug Licht zu haben, bis der Strom wieder da ist.

Vergessen Sie nicht, Powerbanks (tragbare Akkus) regelmäßig aufzuladen, solange Strom da ist. Eine Powerbank hält Ihr Handy oder auch mal ein Tablet am Laufen, damit Sie erreichbar bleiben oder den Kindern im Notfall ein Hörspiel vorspielen können. Achten Sie darauf, dass die Powerbank genügend Kapazität hat, um Ihr Telefon mehrfach zu laden. Das gibt Sicherheit, „falls das Handy schlapp macht".

Tipp: Viele Dinge haben Sie vielleicht schon im Haushalt – Taschenlampen liegen oft in Schubladen, Kerzen vom letzten Geburtstag eignen sich auch. Es geht also nicht darum, teure Ausrüstung anzuschaffen, sondern vorhandene Dinge bereitzulegen und gegebenenfalls, um ein paar günstige Helfer zu ergänzen.

Kochen und Essen zubereiten ohne Strom

Ein knurrender Magen macht die Krisenstimmung nicht besser. Daher ist es wichtig, auch bei Stromausfall oder Gasabschaltung einfache Mahlzeiten zubereiten oder zumindest erwärmen zu können. Kochen ohne Strom klingt schwierig, ist aber mit etwas Vorbereitung machbar:

- **Camping- oder Spirituskocher mit Brennmaterial**: Das ist ein kleines Notfall-Kochgerät, das mit Gaskartuschen, Spiritus oder Brennpaste betrieben wird. Darauf können Sie zum Beispiel Wasser für Tee, Kaffee oder Babynahrung erhitzen und einfache Gerichte erwärmen. Solche Kocher gibt es preiswert im Outdoor-Fachhandel oder online. Achten Sie darauf, genügend Brennmaterial (Gaskartuschen, Brennpaste etc.) vorrätig zu haben.

- **Wichtig:** Nutzen Sie den Kocher nur an einem gut belüfteten Ort, wie einem offenen Fenster oder auf dem Balkon und stellen Sie ihn standsicher außer Reichweite von Kindern auf. Erklären Sie Ihren Kindern vorher: *„Der kleine Kocher ist heiß wie ein Lagerfeuer, da passen wir gut auf."* So lernen auch die Kleinen, vorsichtig zu sein.

- **Streichhölzer und Feuerzeug**: Ohne diese geht beim Campingkocher meist nichts. Bewahren Sie Zündmittel an einem trockenen Ort auf und möglichst kindersicher. Älteren Kindern können Sie behutsam zeigen, wie man ein Streichholz sicher anzündet – Wissen nimmt die Angst. Aber betonen Sie, dass Feuer nur unter Aufsicht erlaubt ist.

- **Kochtopf und Pfanne für den Notfall**: Halten Sie einen leichten Topf oder eine kleine Pfanne bereit, die auf der Campingkocher passt. Ideal ist ein alter Topf, den Sie entbehren können. So müssen Sie im Ernstfall nicht die guten Töpfe nutzen. Ein Wasserkessel oder eine Teekanne aus Metall ist ebenfalls hilfreich, um Wasser schnell zu erhitzen.

- **Thermoskanne**: Kochen Sie im Krisenfall Wasser am besten für den ganzen Tag auf einmal ab, und füllen Sie es in eine Thermoskanne. Dann haben Sie über den Tag verteilt heißes Wasser für Babyfläschchen, Tee oder eine Fertigsuppe. Das spart Brennstoff und Zeit. Eine Thermoskanne gehört zwar nicht zur klassischen „Notfallausrüstung", hat sich aber im Alltag als äußerst praktisch erwiesen. Ihre Kinder finden es vielleicht spannend, plötzlich Tee aus der Thermoskanne zu trinken – das fühlt sich an wie ein Picknick im Wohnzimmer.

- **Einfaches Geschirr und Besteck**: Nutzen Sie ruhig Ihre normalen Teller und Becher. Falls jedoch Wasser knapp ist und Abwaschen schwierig, können Einweggeschirr und Becher aus Pappe oder Plastik sinnvoll sein. So sparen Sie kostbares Wasser. Decken Sie den Tisch gemeinsam mit den Kindern, das gibt ein Gefühl von Alltag und Normalität, auch wenn draußen vielleicht gerade der Sturm tobt.

Zusätzlich zur Kochgelegenheit sollten Sie immer genügend haltbare Lebensmittel im Haus haben, die auch ohne Kochen genießbar sind. Dazu zählen z.B. Brot, Knäckebrot, Konserven, Nüsse oder Müsliriegel. Wenn das Kochen mal nicht klappt, können sich alle zur Not auch daran satt essen. (Ausführliche Tipps zur Lebensmittelbevorratung finden Sie in Kapitel 2.) Denken Sie dabei an Lieblingssnacks Ihrer Kinder: Ein paar extra Kekse oder Trockenobst heben die Laune und spenden Energie. Erklären Sie es so: *„Wir haben einen kleinen Vorrat angelegt, damit wir immer etwas Leckeres essen können, auch wenn wir nicht einkaufen können."* Das nimmt Kindern das Gefühl, verzichten zu müssen.

Warm bleiben bei Heizungsstörung

Fällt im Winter die Heizung aus, wird es in der Wohnung nach einigen Stunden kalt. Frieren muss aber niemand, wenn die Familie zusammenrückt und ein paar Wärme-Tipps beachtet:

- **Warme Kleidung**: Legen Sie für alle Familienmitglieder mehrere Schichten warme Kleidung bereit: Unterhemden, Pullover, dicke Socken, Mützen. Für Babys und Kleinkinder eignen sich Thermo-Strampler oder Schlafanzüge aus Fleece. Machen Sie ein Spiel daraus: *„Jetzt ziehen wir uns alle, wie bei einer Expedition durch die Antarktis!"*, so freuen sich die Kinder auf das „Verkleiden" mit Schal und Mütze im Haus.

- **Decken, Schlafsäcke und Kuscheln**: Holen Sie alle verfügbaren Wolldecken und Schlafsäcke hervor. Vielleicht bauen Sie gemeinsam eine Kissenecke oder ein Decken-Lager im Wohnzimmer, wo die ganze Familie eng beieinander schläft. Das schafft ein Gemeinschaftsgefühl. Auch Kuscheltiere dürfen natürlich mit unter die Decke – alles, was wärmt und tröstet, ist erlaubt.

- **Ein warmer Raum**: Wenn die ganze Wohnung auskühlt, suchen Sie sich *einen* Raum aus, den Sie prioritär warmhalten. Am besten ein kleiner Raum. Schließen Sie Türen und dichten Sie Fenster notfalls mit Decken ab, damit keine Zugluft kommt. Tagsüber können Sie gemeinsam meistens in diesem „Hauptraum" bleiben. Nachts kuschelt sich die Familie dort zum Schlafen zusammen. Erklären Sie: *„Wir tun so, als wären wir auf einer Berghütte, da schlafen auch alle in einem Raum."*.

- **Alternative Heizquellen**: Falls Sie einen Holzofen oder Kamin haben, lagern Sie genügend Brennholz trocken. Ein kleines Feuer im Kamin macht nicht nur warm, sondern auch eine gemütliche Stimmung. Falls Sie für die Stimmung ein paar Kerzen aufstellen möchten beachten Sie bei der Nutzung von offenen Flammen unbedingt, etwa einmal pro Stunde für ein paar Minuten zu Lüften, damit genug Sauerstoff nachkommt und keine schlechte Luft entsteht.

- **Wärmflaschen und Co.:** Eine klassische Wärmflasche oder Heizkissen kann Wunder wirken, um kalte Betten vorzuwärmen. Wenn Sie dank Campingkocher Wasser heiß machen können, füllen Sie eine Wärmflasche und legen Sie sie den Kindern eingewickelt in ein Handtuch mit ins Bett oder auf den Schoß. Notfalls tut es auch eine PET-Trinkflasche als Ersatz – *bitte nicht zu heiß füllen* – und gut verschließen. Auch hier gilt: Sicherheit zuerst! Testen Sie die Temperatur, bevor Sie es einem kleinen Kind geben, um Verbrühungen zu vermeiden.

- **Wärme und Schutz für die Kleinsten:** Babys und Kleinkinder kühlen schneller aus als Erwachsene. Daher ist bei einem Heizungsausfall besondere Achtsamkeit geboten. Legen Sie extra Babydecken, Schlafsäcke oder Rucksäcke bereit, in denen Ihr Baby mollig warm eingepackt ist. Auch ein Tragetuch oder Babytrage hilft: Sie können Ihr Baby am Körper tragen und Ihre eigene Körperwärme hält es warm und es fühlt sich geborgen. Wenn es sehr kalt wird, ziehen Sie dem Baby lieber eine Schicht mehr an und nutzen vielleicht sogar Ihre eigene Jacke, um es gemeinsam einzuwickeln. Achten Sie darauf, dass insbesondere Hände, Füße und Kopf des Babys bedeckt sind, denn dort verlieren sie viel Wärme. Im Schlaf sollten Sie regelmäßig fühlen, ob Nacken und Bauch warm genug sind, um sicherzugehen. Erklären Sie Geschwisterkindern spielerisch: *„Das Baby hat seinen speziellen Schlafsack, damit es so warm eingepackt ist wie ein kleiner Bär in seiner Höhle."*. So verstehen Geschwister, warum das Baby anders behandelt wird.

Diese Maßnahmen sorgen dafür, dass niemand frieren muss. Erklären Sie Ihrer Familie, dass es wie ein kleines Winterabenteuer ist: *„Wir rücken zusammen wie Pinguine, dann bleibt uns warm!"* Mit guter Laune und Bewegung zwischendurch (hüpfen, tanzen, halten Sie die Stimmung positiv. So behalten Kinder in Erinnerung, wie man gemeinsam die Kälte überstanden hat – ohne Angst, sondern als Team.

Kommunikation und Information in Krisenzeiten

In einer Notsituation ist es beruhigend, Informationen von außen zu bekommen und bei Bedarf Hilfe rufen zu können. Außerdem müssen alle Familienmitglieder miteinander in Kontakt bleiben. Dazu dient eine durchdachte Kommunikations-Ausrüstung:

- **Batterie- oder Kurbelradio**: Wenn TV und Internet ausfallen, informiert ein einfaches Radio über Nachrichten und wichtige Durchsagen der Behörden. Ein kleines batteriebetriebenes Radio oder ein Kurbelradio sollte in keinem Haushalt fehlen. Damit können Sie sogar ohne Steckdose Radio hören. Viele Kurbelradios haben auch Solarzellen und integrierte Taschenlampen. Halten Sie auch hier Ersatzbatterien bereit, falls das Gerät mit Batterie läuft. Zeigen Sie Ihren Kindern ruhig mal im Voraus, wie das Radio klingt, wenn man an der Kurbel dreht. Das kann Spaß machen.

- **Mobiltelefon und Powerbank**: Solange das Handynetz funktioniert, möchten Sie natürlich telefonieren können. Laden Sie Ihr Handy rechtzeitig voll auf, sobald sich ein Notfall abzeichnet (z.B. Unwetterwarnung). Haben Sie immer eine Powerbank parat, um das Handy mehrfach nachladen zu können. So bleiben Sie erreichbar für Freunde, Verwandte oder Notrufnummern. Schaffen Sie sich eine kräftige Powerbank an, das ist heute fast genauso wichtig wie ein Radio, Geräte mit ca. 10.000 mAh gibt es oft schon preisgünstig.

- **Wichtige Kontakte auf Papier**: Stellen Sie eine kleine Kontaktliste zusammen mit den wichtigsten Telefonnummern und Adressen (z.B. von Familienangehörigen, Kinderarzt, Nachbarn). Bewahren Sie diese Liste in Ihrer Notfallausrüstung oder im Portemonnaie auf. So haben Sie alle Infos griffbereit, auch wenn das Handy leer ist oder Sie keinen Zugriff auf die gespeicherten Kontakte haben. Erklären Sie auch älteren Kindern, wo diese Liste ist und wen sie im Notfall anrufen oder aufsuchen können. Zum Beispiel: *„Wenn etwas ist und wir nicht zusammen sind, kannst du zu Frau Müller von nebenan gehen, ihre Nummer steht hier auch drauf."*

- **„Zettelplan" für die Familie:** Überlegen Sie gemeinsam, wie Sie sich verständigen, falls Sie einander mal nicht antreffen oder getrennt werden. Ein *Zettelplan* bedeutet: Sie legen einen festen Ort fest, wo Nachrichten hinterlassen werden, etwa der Küchentisch oder der Kühlschrank. Falls jemand das Haus verlassen muss, schreibt er auf einen Zettel: *„Bin Wasser holen, zurück ca. 15 Uhr – Papa"* und legt ihn an den ausgemachten Platz. So weiß der Rest der Familie, was los ist. Für Kinder kann man Symbole oder einfache Worte verwenden, damit sie es verstehen. Ein Zettelplan nimmt der Familie die Unsicherheit, weil jeder weiß: *„Wir informieren uns gegenseitig, falls wir weggehen müssen."*. Das gibt Struktur und Vertrauen.

- **Notruf und Warn-Apps**: Auch ohne Strom funktionier der Feuerwehr- und Rettungsdienstnotruf *112* sowie der Polizeinotruf *110* über das Handy und Festnetz, solange das Mobilfunknetz da ist. Weisen Sie Ihre Kinder darauf hin, wie sie einen Notruf absetzen können, falls Sie selbst dazu gerade nicht in der Lage wären. Üben Sie ruhig spielerisch das Telefonieren mit dem Notruf (z.B. mit einem alten Telefon ohne SIM-Karte als Übung). Zudem können Sie auf Ihrem Handy die offizielle Warn-App **NINA** installieren, die bei Gefahren Alarm schlägt, allerdings benötigt diese auch Netz.

Merke: Das Radio ist die verlässlichere Informationsquelle, aber das Handy ermöglicht aktive Hilfe-Rufe. Beide ergänzen sich.

Mit einer Kombination aus Radio, Handy mit Powerbank und einem einfachen Familien-Kommunikationsplan sind Sie gut gerüstet, um informiert zu bleiben. Die Kinder spüren: *Mama und Papa wissen, was zu tun ist*. Das beruhigt ungemein, denn Wissen nimmt die Unsicherheit.

Hygiene und Sanitär im Notfall

Besonders unangenehm wird ein Notfall, wenn Wasser knapp ist oder die Toilette nicht funktioniert. Aber auch dafür kann man vorsorgen, damit die Familie gesund und sauber bleibt. Folgende Punkte helfen, die Hygiene aufrechtzuerhalten:

- **Not-Toilette einrichten:** Wenn kein Wasser aus der Leitung kommt, funktioniert meist auch die WC-Spülung nicht. Damit es trotzdem eine Möglichkeit gibt, „aufs Klo zu gehen", richten Sie eine provisorische Toilette ein. Die einfachste Lösung: ein Eimer oder stabile Kunststoff-Kiste mit großer Mülltüte darin. Spannen Sie die Tüte über den Eimerrand und fixieren Sie sie, ggf. mit Klebeband oder einem Gummiband, damit nichts verrutscht. Nach jedem Toilettengang kann man etwas Katzenstreu, Sägespäne oder zur Not trockenes Zeitungspapier in die Tüte geben, das bindet Feuchtigkeit und Geruch. Die Tüte wird anschließend gut verknotet. Lagern Sie ein paar Rollen reißfeste Müllbeutel extra im Haus. Falls vorhanden, ist natürlich eine Campingtoilette mit Chemikalien ideal, aber ein Eimer tut es zur Not genauso. Erklären Sie den Kindern offen: *„Wir können gerade nicht die normale Toilette benutzen, also machen wir es wie beim Camping."* Vielleicht lassen Sie die Kleinen den Eimer bunt bemalen. Humor hilft gegen Ekel. Wichtig: Eine Dose Desinfektionsmittel (Spray oder Tücher) parat haben, um den Eimer zu reinigen und generell Keime in Schach zu halten. Denken Sie auch an Toilettenpapier: pro Person rechnet man etwa 1 Rolle pro Woche, im Zweifel lieber mehr lagern, da im Krisenfall erhöhter Bedarf auftreten kann.

- **Feuchttücher und Hygieneartikel:** Wenn wenig Wasser zum Waschen da ist, sind Feuchttücher Gold wert. Lagern Sie ausreichend Baby-Feuchttücher oder feuchte Waschlappen, um Hände, Gesicht und den Körper abzuwischen. Auch Händedesinfektionsgel oder Handreiniger auf Alkoholbasis ist sinnvoll, besonders nach dem Toilettengang. Für Kinder können Sie parfümfreie Baby-Feuchttücher nehmen, die reizen die Haut nicht.

- **Ersatz für fließendes Wasser:** Halten Sie einige Wasserkanister oder leere Flaschen bereit, die Sie bei Bedarf mit (Trink-)Wasser füllen können, z.B. wenn eine amtliche Warnung vor Wasserausfall kommt. Steht im Garten eine Regenwassertonne, können Sie daraus Wasser schöpfen (nicht zum Trinken!), um damit die Not-Toilette auszuspülen. Im Haushalt gibt es versteckte Wasserreserven: der Wasserkasten der Toilette, der Boiler, oder Dosen mit Obst/Gemüse enthalten Flüssigkeit. Wenn Sie einen ausreichend großen Wasservorrat durch einen Gartenteich oder mehrere Regentonnen haben, können Sie auch die normale Toilette weiter nutzen und mit einem Eimer Wasser spülen. Für die Trinkwasserversorgung sollten Sie pro Person etwa 2 Liter pro Tag einplanen und entsprechend lagern (Details zur Wasservorratshaltung siehe Kapitel 2.).

- **Hygieneartikel des täglichen Bedarfs:** Denken Sie an genügend Seife, Zahnbürsten/Zahnpasta, Damenhygiene (Binden, Tampons) und ggf. Windeln (siehe nächsten Abschnitt für Babys). Falls ein Familienmitglied Inkontinenzeinlagen braucht, gehören die ebenfalls in den Vorrat. Gut bewährt hat sich außerdem Müllbeutel in Eimern zu nutzen, um Schmutzwäsche oder benutzte Feuchttücher geruchsarm zwischenzulagern, bis wieder gewaschen werden kann oder die Müllabfuhr kommt.

- **Seife und Waschmittel:** Ein Stück Seife oder ausreichend Flüssigseife für die ganze Familie. Körperreinigung kann auch mit einfacher Seife erfolgen, ggf. eine Packung Feuchttücher extra vorhalten. Duschgel/Shampoo sollte je eine Flasche bevorratet sein. Es wird nicht schlecht, ist aber wichtig für das Wohlbefinden, falls kein Nachkauf möglich.

- **Erste-Hilfe & Medikamente:** Ein gut bestückter Erste-Hilfe-Kasten darf im Haushalt nicht fehlen. Prüfen Sie ihn regelmäßig auf Vollständigkeit. Lagern Sie persönliche Medikamente in ausreichender Menge in Absprache mit Ihrem Arzt. Auch allgemeine Mittel wie Schmerzmittel, Fiebermittel, Elektrolyt-Pulver bei Durchfall und Verbandsmaterial sollten vorrätig sein. Denken Sie auch an Masken und Einmalhandschuhe für Notfälle oder bei Versorgung Kranker.

- **Aufbewahrung:** Lagern Sie Hygieneartikel zusammen in einem leicht zugänglichen Bereich. Bewahren Sie z.B. einen Teil des Toilettenpapiers separat für Notzeiten auf, damit der Vorrat nicht versehentlich im Alltag vollständig aufgebraucht wird. Medikamente müssen trocken, dunkel und gemäß Packungsbeilage gelagert werden (meist unter 25 °C). Beschriften Sie Boxen oder Regale, in denen Sie Not-Hygieneartikel sammeln, um den Überblick zu behalten.

- **Zusammengefasst:** Mit Eimer-Toilette, Müllbeuteln, Feuchttüchern und etwas Vorratswasser kann man auch ohne funktionierende Leitungen ein paar Tage auskommen, ohne dass die Wohnhygiene leidet. Kindern kann man vermitteln: *„Es ist wie beim Zelten, da haben wir auch kein Bad. Wir wischen uns mit feuchten Tüchern ab, das ist genauso sauber. „*Zeigen Sie ihnen, wie man Hände mit wenig Wasser oder Ersatz reinigt, sodass sie sich nicht vor Schmutz fürchten müssen. Und keine Sorge: Ein paar Tage ohne Dusche ist kein Beinbruch, die Hauptsache ist, alle bleiben gesund.

Extras für Babys und Kleinkinder

Familien mit ganz kleinen Kindern haben im Notfall ein paar besondere Bedürfnisse. Babys können nicht sagen, was ihnen fehlt – deshalb sollten Eltern vorsorgen, damit es den Kleinsten an nichts Wichtigem fehlt. Hier ein Überblick, was Sie speziell für Babys und Kleinkinder einplanen sollten:

1. **Windeln und Pflege**: Gehen Sie durch, wie viele Windeln Ihr Baby oder Kleinkind pro Tag braucht, und halten Sie einen Vorrat für mehrere Tage bereit. Je nach Alter des Babys planen Sie ca. *4 - 6 Windeln pro Tag*, also um die 30 - 40 Windeln für 7 Tage (lieber etwas mehr als zu wenige). Nichts ist stressiger, als während einer Krise die letzten zwei Windeln zu haben! Falls Sie Stoffwindeln nutzen, legen Sie sich für den Notfall trotzdem ein Paket Einwegwindeln zurecht, denn ohne Waschmaschine wird das Reinigen schwierig. Denken Sie auch an Feuchttücher oder

Waschlappen und eine milde Waschlotion, diese sind wichtig für die Babypflege. Eine Tube Wundschutzcreme gehört ebenfalls in den Vorrat.

2. **Medizin**: Denken Sie an spezielle Medikamente, wie Fiebersaft und Nasentropfen, die Ihr Baby oder Kleinkind braucht und lagern Sie eine Reserve davon. Ein Fieberthermometer für Kinder, Baby-Nasensauger und kindgerechte Erste-Hilfe-Ausstattung (Pflaster, Wundheilungsalbe geeignet für Kinderhaut) gehören ebenfalls zur Ausrüstung.

3. **Trost und Beschäftigung**: Nicht lebenswichtig, aber für das seelische Wohl der Kleinsten unerlässlich: das Lieblingskuscheltier oder Schmusetuch Ihres Kindes. Sorgen Sie dafür, dass vertraute Dinge da sind, ob das nun der Teddy, der Schnuller oder das Bilderbuch ist. In einer Krisensituation spenden Routine und geliebte Objekte Sicherheit. Haben Sie außerdem ein paar Baby-Spielzeuge oder Bilderbücher griffbereit, um Ihr Kind abzulenken, falls es quengelig wird. Für Kleinkinder eignen sich Malstifte und Papier oder ein einfaches Puzzle, um die Zeit zu vertreiben.
Auch Lieblingslieder oder eine Musik-Spieluhr können beruhigen, zur Not tut es Ihr Handy mit einem gespeicherten Schlaflied. Wenn Eltern ruhig und liebevoll mit den Kleinsten umgehen, überträgt sich diese Ruhe. Erzählen Sie dem Baby ruhig mit sanfter Stimme, was passiert: *„Das Licht ist aus, aber schau, wir haben eine Kerze. Alles ist okay.“*. Auch wenn sie es nicht verstehen, Ihr Tonfall gibt Geborgenheit.

Zusammengefasst: Für Babys und Kleinkinder brauchen Sie vor allem genügend Windeln, Babynahrung, Wärme und Zuwendung. Mit dieser Extra-Ausstattung stellen Sie sicher, dass es auch den jüngsten Familienmitgliedern an nichts fehlt. Das entlastet Sie als Eltern ungemein, denn wenn das Baby zufrieden ist, können Sie sich besser um alles andere kümmern.

4. ERSTE HILFE & HAUSAPOTHEKE FÜR FAMILIEN

In Notsituationen wie eine Ausgangssperre, einem Versorgungsausfall oder wenn kein Arzt erreichbar ist, hilft eine gut vorbereitete **Hausapotheke** und Grundwissen in Erster Hilfe, um die Gesundheit der Kinder zu schützen. Eltern von Babys und Kleinkindern können viele alltägliche Beschwerden selbst behandeln und Verletzungen selbst versorgen. Dieses Kapitel gibt einen Überblick über die wichtigsten Medikamente und Hilfsmittel für eine kindgerechte Hausapotheke, häufige Erkrankungen und Verletzungen in Krisenzeiten. Ziel ist es, Eltern Sicherheit zu geben: Mit der richtigen Vorsorge können Sie Ihren Kindern auch in Ausnahmesituationen kompetent helfen.

Häufige Verletzungen und Krankheiten in Notfällen

Welche Gesundheitsprobleme sind in einer Krise ohne schnellen Arztzugang besonders relevant? Im Alltag von Kindern treten vor allem akute Infektionen und Verletzungen auf und diese können natürlich auch während eines Notfalls passieren. Zusätzlich kann die ungewohnte Situation zu psychischer Belastung führen, die sich bei Kindern oft auch körperlich zeigt, meist durch stressbedingte Bauchschmerzen. Hier sind die wichtigsten Bereiche, auf die Eltern vorbereitet sein sollten:

1. Verletzungen und Unfälle:

In turbulenten Zeiten können Unfälle passieren, weil die gewohnte Umgebung fehlt oder Eltern abgelenkt sind. Schnittwunden, Schürfwunden und Verbrennungen gehören zu den häufigsten Verletzungen im Haushalt. Kinder sind neugierig und weniger vorsichtig. Ihr Körper unterscheidet sich von dem Erwachsener: Der Kopf ist im Verhältnis schwerer und die Reaktionsfähigkeit noch nicht voll entwickelt, was Stürze auf den Kopf begünstigt. Auch Vergiftungsunfälle sind denkbar. Eltern sollten bemüht sein, die Umgebung so sicher wie möglich zu gestalten und für den Fall der Fälle zu wissen, wie man Wunden versorgt und Blutungen stoppt.

- **Wunden und Blutungen:** Kleine Schürfwunden oder Kratzer sind meist harmlos. Reinigen Sie die Wunde vorsichtig mit sauberem Wasser oder Kochsalzlösung. Desinfizieren Sie anschließend mit einem Wunddesinfektionsmittel. Ein Pflaster schützt die Wunde vor Schmutz.

  Bei **stärkeren Blutungen** (z.B. tiefer Schnitt, Platzwunde) heißt es: Blutung stoppen. Drücken Sie mit einer sterilen Kompresse oder notfalls einem sauberen Tuch auf die Wunde. Lagern Sie die blutende Stelle, wenn möglich, hoch. Bleiben Sie bei Ihrem Kind und beruhigen Sie es. Signalwort: *Zauberhand!* Drücken Sie Ihre Hand vorsichtig auf die Wunde und erklären Sie dem Kind, dass Sie die *Zauberhand* drauflegen, bis die Helfer kommen. Das kann das Kind ablenken. Ist die Blutung lebensbedrohlich und niemand kommt, müssen Sie eventuell improvisieren (Druckpunkt, Abbindung), aber solche Situationen sind äußerst selten. Meist reicht fester Druck und Ruhe bewahren, bis Hilfe da ist.

- **Prellungen, Beulen, Verstauchungen:** Wenn ein Kind gestürzt ist oder sich gestoßen hat, bildet sich schnell eine Beule oder Prellung. Erste Hilfe: *Kühlen!* Nutzen Sie eine Kühlkompresse aus dem Kühlschrank, eingewickelt in ein Tuch, und legen Sie sie für einige Minuten auf die betroffene Stelle, jedoch nicht zu lange am Stück, um Erfrierungen zu vermeiden. Arnika-Auflagen sind ein bekanntes Hausmittel bei Prellungen: Ein Tuch in mit Wasser verdünnter Arnika-Essenz tränken und auflegen, oder Arnika-Salbe dünn auf die intakte Haut auftragen kann Schwellung und Schmerzen vermindern. Bei Verstauchungen oder Verdacht auf einen Knochenbruch das Gliedmaß ruhigstellen und schienen, z.B. mit einer gerollten Zeitung oder Kissen und hochlagern. Schmerzmittel kann gegeben werden, wenn das Kind starke Schmerzen hat. Bei auffälliger Fehlstellung oder starker Schwellung sollten Eltern schnellstmöglich ärztliche Hilfe suchen.

- **Verbrennungen und Verbrühungen:** Bei leichten Verbrennungen mit Rötung oder kleiner Blase sofort die betroffene Haut mind. 10 Minuten unter fließendes *lauwarmes* (nicht eiskaltes) Wasser halten, um tiefergehende Schäden zu verhindern. Danach sterile Wundauflage locker drauf. Verbrennungsgele (z.B. mit Panthenol oder spezielle Brandsalbe wie Combudoron® für kleinere Verbrennungen) können die Heilung unterstützen. Schmieren Sie wegen der Infektionsgefahr nichts auf geplatzte Brandblasen! Bei größeren Verbrennungen, verbrühter Haut oder sehr großen Blasen ist ärztliche Behandlung nötig. Decken Sie die Stelle sauber ab und halten Sie das Kind warm, bis Hilfe kommt. Keinesfalls Hausmittel wie Mehl, Öl oder Zahnpasta auf frische Verbrennungen geben, diese gehören zu alten Mythen und schaden nur!

- **Kopfverletzungen:** Kinder fallen oft auf den Kopf. Prüfen Sie nach einem heftigeren Sturz genau: *War das Kind bewusstlos? Erbricht es? Wirkt es sehr benommen oder anders als sonst?* Dies könnten Zeichen einer Gehirnerschütterung sein. In einer Notlage, wo kein Arzt gleich erreichbar ist, sollten Eltern das Kind dann möglichst ruhig halten und intensiv beobachten. Legen Sie es hin, kühlen Sie eventuell die Beule, und achten Sie die nächsten Stunden darauf, ob es wach und ansprechbar bleibt. Wecken Sie es in der Nacht regelmäßig, um sicherzustellen, dass es normal reagiert. Bei ungewöhnlichem Verhalten oder sich verschlechterndem Zustand suchen Sie so bald wie möglich medizinische Hilfe. Bei stark blutenden Kopfplatzwunden wieder Druck ausüben und den Notruf alarmieren.

- **Vergiftungen:** Sollte Ihr Kind etwas Gefährliches geschluckt haben wie Medikamente, Chemikalien, giftige Pflanzen, o.ä., bleiben Sie ruhig. Rufen Sie, sofern ein Telefon verfügbar, umgehend beim Giftnotruf an und halten Sie die Substanz oder Verpackung bereit, um genaue Informationen zu geben. Lösen Sie nicht unüberlegt Erbrechen aus, außer der Giftnotruf empfiehlt es. Bei ätzenden Stoffen (Säuren/Basen) sofort Wasser zum Trinken geben und Notruf wählen. Wenn in der Krise kein Netz verfügbar ist, beurteilen Sie: Ist das Kind symptomfrei? Dann wenn möglich Aktivkohle verabreichen (sofern vom Arzt früher mal geraten). Zeigt das Kind Symptome wie starke Bauchschmerzen, Erbrechen, Benommenheit oder Krämpfe, und Sie können keinen Notruf absetzen, versuchen Sie, das Kind bei Bewusstlosigkeit in die stabile Seitenlage zu bringen und holen Sie so schnell es geht Hilfe von Nachbarn oder Hilfskräften. In einem solchen Extremfall gerät die Erste Hilfe an Grenzen. Daher der Appell: Vorbeugend alle potentiell giftigen Dinge wegschließen und nur in gesicherten Bereichen aufbewahren.

- **Zusammengefasst:** Eltern können die meisten kleineren Verletzungen gut mit Pflaster, Verband und Zuwendung versorgen. Bei schwereren Verletzungen (starke Blutung, Bruch, schwere Verbrennung, Vergiftung) gilt es, das Kind bestmöglich zu stabilisieren und professionelle Hilfe zu alarmieren, sobald es irgendwie machbar ist. Ein kinderspezifischer Erste-Hilfe-Kurs (z.B. „Erste Hilfe am Kind") vermittelt solche Maßnahmen praktisch und es lohnt sich, dieses Wissen im Voraus zu erwerben.

2. Infektionskrankheiten

Viraler oder bakterieller Infekte kann auch in Krisenzeiten ausbrechen. Durch erhöhten Stress sind gerade Kinder anfälliger für eine Infektion.

- **Magen-Darm-Erkrankungen: Durchfall** und **Erbrechen** bei Kindern zählen zu den häufigsten akuten Erkrankungen und können in einem Notfall besonders brenzlig werden. Hauptgefahr ist die Dehydration (Austrocknung) durch Flüssigkeits- und Salzverlust. Anzeichen dafür sind trockene Schleimhäute, wenig oder kein Urin, tiefliegende Augen und, in schweren Fällen, Teilnahmslosigkeit.

  Erste Maßnahme für Eltern: **Flüssigkeitszufuhr!** Bieten Sie dem Kind ständig etwas zu trinken an. Ideal sind elektrolythaltige Lösungen. Falls kein fertiges Elektrolyt-Präparat verfügbar ist, kann man zur Not auch selbst eine Lösung herstellen: 1 Liter abgekochtes Wasser mit 6 Teelöffeln Zucker und 1/2 Teelöffel Salz mischen, ggf. mit etwas Saft für den Geschmack: abgekühlt löffelweise geben. Auch leichte Gemüsebrühe oder stark verdünnter Tee mit einer Prise Salz helfen. Bei Säuglingen sollten Sie weiterhin stillen oder die gewohnte Milch weitergeben und zusätzlich zwischendurch etwas Fenchel-Kümmel-Tee anbieten. Wichtig: kleine Schlucke, aber häufig, damit der Magen nicht überlastet wird.

Parallel sollte die **Nahrungszufuhr** angepasst werden. Bei reinem Erbrechen lässt man das Kind ein paar Stunden pausieren und versucht dann leichte Kost, wie zerdrückte Banane oder etwas geriebenen Apfel, in kleinen Mengen. Bei Durchfall hat sich die Moro'sche Karottensuppe als Hausmittel bewährt: Eine Stunde lang gekochte, pürierte Karotten mit etwas Salz. Diese Suppe ersetzt Flüssigkeit und enthält spezielle Zuckermoleküle, die die Darmwand schützen. Ihre *Wirksamkeit ist wissenschaftlich erwiesen*, sie wird von Kinderärzten als wirksames Hausmittel empfohlen. Auch getrocknete Heidelbeeren können helfen den Durchfall zu stoppen, da sie Gerbstoffe enthalten, die den Darm beruhigen. Wichtig ist, das Kind schonend wieder an Nahrung zu gewöhnen: Beispielsweise erst Zwieback, Salzstangen oder Reisbrei, später leichte Kost wie Kartoffelbrei oder Haferschleim. Fettige und stark zuckerhaltige Speisen sind zu vermeiden, bis der Magen-Darm-Trakt sich erholt hat.

Hält der Durchfall bei Kleinkindern länger als etwa 12 Stunden (bei Babys ca. 6 Stunden) an oder wird das Kind apathisch, sollte trotz Krise ärztliche Hilfe gesucht werden. Über eine telefonische Beratung oder im Zweifel den Rettungsdienst. In kurzen Ausnahmesituationen (z.B. 1 - 2 Tage ohne Arzt) können Eltern jedoch mit den genannten Maßnahmen viel bewirken. „Durchfallstopper" wie Loperamid sind für Kinder *nicht* geeignet und gehören nicht in die Kinder-Hausapotheke.

Zusätzlich können **Hausmittel** die Beschwerden lindern (siehe Abschnitt Hausmittel). Ein warmes Kirschkernkissen auf dem Bauch, sanfte Bauchmassagen im Uhrzeigersinn und Tee aus Fenchel, Kümmel oder Kamille beruhigen den verkrampften Bauch. Auch die seelische Komponente spielt eine Rolle: In unsicheren Situationen schlagen Probleme oft „auf den Magen". Beruhigen Sie daher Ihr Kind, bleiben Sie gelassen und vermitteln Sie Sicherheit. Das allein hilft manchmal schon, dass sich Übelkeit bessert.

- **Kinderkrankheiten und Fieberhafte Infekte:** Es können natürlich auch klassische Kinderkrankheiten, wie Windpocken, Dreitagefieber, Scharlach etc. auftreten. Gegen viele davon sind Kinder zwar geimpft, doch beispielsweise Masern oder Keuchhusten könnten in einer Krisensituation problematisch werden, wenn Impfungen versäumt wurden.

Fieber ist keine Krankheit, sondern eine Abwehrreaktion des Körpers. Dennoch macht hohes Fieber Kindern zu schaffen. Ohne sofortigen Arztkontakt müssen Eltern selbst einschätzen, wie ernst der Zustand ist. Messen Sie regelmäßig die Temperatur, bei Kleinkindern im Idealfall rektal, da die Messung am genauesten ist. Alles über 38°C gilt als Fieber, über 39°C als hohes Fieber.Grundsätzlich gilt: Wie verhält sich das Kind? Ein Kind mit 39,5°C Fieber, das aber spielt und trinkt, ist weniger kritisch einzuschätzen als ein lethargisches Kind mit 38,5°C. Achten Sie auf Warnzeichen: Trinkt das Kind genug? Ist es ansprechbar? Bekommt es Luft?
Bei **Atemproblemen, auffälligem Ausschlag, Nackensteifigkeit oder Bewusstseinstrübung** sollte sofort der Notruf gewählt werden.
In den meisten Fällen können Eltern Fieber zunächst selbst behandeln: Geben Sie ein fiebersenkendes Mittel aus Ihrer Hausapotheke. Sorgen Sie dafür, dass das Kind, wenn möglich, stündlich etwas trinkt. Leichtes Fieber muss nicht zwingend gesenkt werden, vor allem wenn das Kind sich nicht unwohl fühlt, denn Fieber hilft dem Körper bei der Infektabwehr. Bettruhe oder Kuscheln auf dem Sofa ist angesagt. Der kleine Körper braucht jetzt Energie zur Heilung.
Physikalische Fiebersenkung: Bei hohem Fieber über 39°C, vor allem wenn das Kind erschöpft oder quengelig ist, können Wadenwickel unterstützend wirken. Wichtig: Wickel nur anwenden, wenn das Kind warme Beine hat (nicht bei Schüttelfrost oder kalten Extremitäten) und frühestens ab etwa 6 Monaten Alter. Für Wadenwickel taucht man Tücher in lauwarmes etwa handwarmes Wasser, wringt sie aus und wickelt sie um die Waden; darüber kommt ein trockenes Tuch. Nach 10 - 15 Minuten oder wenn die Wickel warm geworden sind, wieder abnehmen.

Wadenwickel können die Temperatur um ca. 0,5°C senken und vor allem das *Wohlbefinden* verbessern, ersetzen aber nicht Medikamente. Auch lauwarme Waschungen mit einem feuchten Tuch an Armen und Beinen können lindernd sein. Achten Sie danach darauf, das Kind wieder warm einzupacken, damit es nicht auskühlt.

Schnupfen, **Husten**, **Halsschmerzen**, **Ohrenschmerzen** oder **Glieder-schmerzen** treten neben Fieber, je nach Infekt, oft als Symptome auf. Hier können Eltern auf bewährte Maßnahmen zurückgreifen:

Bei **Schnupfen** dem Baby mit Kochsalztropfen die Nase spülen oder mit einem Nasensauger vorsichtig das Sekret absaugen, bei älteren Kindern ggf. ein abschwellendes Nasenspray zum Schlafengehen verwenden.

Husten lässt sich erleichtern, indem das Kind erhöht liegt, viel trinkt und eventuell einen kinderfreundlichen Hustensaft bekommt.

Halsschmerzen können gelindert werden durch Gurgeln mit Salbeitee. Auch ein Löffel Honig vor dem Schlafengehen kann bei Kindern über 1 Jahr Hustenreiz und Halsweh bessern. Honig wirkt leicht antiseptisch und beruhigt die Schleimhaut (niemals Honig Babys unter 1 Jahr geben!).

Ohrenschmerzen sind ein häufiges Problem. Kinder sind oft plötzlich nachts davon geplagt, etwa infolge einer Mittelohrentzündung. Ohne Arzt kann man zunächst Nasentropfen geben, welche das Ohr über die Ohrtrompete belüften, und ein kindgerechtes Schmerzmittel, damit das Kind schlafen kann. Ein altbewährtes Hausmittel ist der Zwiebelwickel aufs Ohr: Dazu eine Zwiebel hacken, in ein Taschentuch einwickeln, leicht anwärmen und auf das schmerzende Ohr legen und mit einer Mütze oder Stirnband fixieren. Die Zwiebelwirkstoffe wirken entzündungshemmend und schmerzlindernd. Meist lässt dieser Wickel die Schmerzen etwas nach, bis am nächsten Tag ein Arzt aufgesucht werden kann.

Tipp: In Krisenzeiten sollten Eltern noch genauer auf Hygiene achten, um Infektionen zu vermeiden. Regelmäßiges Händewaschen, wenn vorhanden Desinfektionsmittel nutzen, und im Krankheitsfall darauf achten, dass Geschwister sich nicht anstecken (z.B. getrennte Handtücher benutzen).

3. **Psychische Belastungen:** Notfälle sind nicht nur eine körperliche Herausforderung, sondern belasten auch die Psyche, bei Erwachsenen und genauso bei Kindern. Angst, Ungewissheit und veränderte Alltagsabläufe können Kinder stark verunsichern. Sie reagieren je nach Alter unterschiedlich: Kleinkinder zeigen Unruhe, Weinen oder klammern sich plötzlich mehr an die Eltern. Manche Kinder bekommen Bauchschmerzen vor Aufregung oder zeigen regressives Verhalten (z.B. erneutes Bettnässen). Schulkinder können reizbar oder aggressiv werden oder auch Schuldgefühle entwickeln, obwohl sie nichts falsch gemacht haben. Diese seelischen Reaktionen sind in Krisensituationen normal, erfordern aber Zuwendung. Eltern sollten vorbereitet sein, ihren Kindern jetzt besondere Rücksicht und Geborgenheit zu geben

Kindgerechte Hausapotheke: Medikamente und Hilfsmittel

Eine Hausapotheke für Familien mit Kindern sollte speziell auf die Bedürfnisse von Babys, Kleinkindern und Schulkindern abgestimmt sein. Wichtige Arzneimittel und Erste-Hilfe-Material sollte griffbereit sein. Eltern sollten regelmäßig überprüfen, ob alle Mittel vorhanden und noch haltbar sind. Bewahren Sie Medikamente stets außer Reichweite von Kindern auf. Im Folgenden erhalten Sie eine Übersicht, was in einer kindgerechten Hausapotheke nicht fehlen darf:

- **Individuelle Notfallmedikamente:** Falls Ihr Kind bestimmte Arzneien, wie Asthma-Spray, Allergie-Medikament oder Mittel gegen Fieberkrämpfe, dringend benötigt, gehören diese an erster Stelle in die Hausapotheke.
- **Schmerz- und Fiebermittel:** Ibuprofen oder Paracetamol in kindgerechter Form (Fieber- und Schmerzsaft oder Zäpfchen) sollten vorhanden sein. Diese helfen bei Infekten oder nach Verletzungen hohes Fieber zu senken und Schmerzen zu lindern. Achten Sie auf die altersgerechte Dosierung laut Beipackzettel. Ergänzend können bei hohem Fieber *Wadenwickel* (lauwarm, nur wenn das Kind warme Beine hat) als unterstützendes

Hausmittel angewendet werden. Ein digitales Fieberthermometer gehört zur Grundausstattung jeder Familie. So können Eltern die Temperatur ihrer Kinder kontrollieren, was gerade bei Babys mit Fieber wichtig ist.

- **Mittel gegen Erkältungssymptome:** Halten Sie abschwellende Nasentropfen oder -sprays bereit, um bei Schnupfen die Nase zu befreien und die trockenen Schleimhäute zu befeuchtet. Für Babys gibt es spezielle niedrig dosierte Präparate (nur kurzfristig anwenden!). Hustensaft sollte Sie ebenfalls vorrätig haben, bei älteren Kindern können auch Hustenbonbons oder ein Brustbalsam Linderung verschaffen.

- **Magen-Darm-Medikamente: Durchfall und Erbrechen** führen bei kleinen Kindern oder älteren Menschen rasch zu hohen Wasserverlust. Daher gehört ein Glukose-Elektrolyt-Pulver (Oral Rehydration Solution, ORS) in die Notfallapotheke. Es wird in Wasser aufgelöst und hilft, den Flüssigkeits- und Mineralstoffverlust bei starkem Durchfall oder häufigem Erbrechen auszugleichen, um einer Dehydration (Austrocknung) vorzubeugen. Für Säuglinge gilt: weiterstillen bzw. weiterhin Fläschchen geben – bei Bedarf mit Elektrolytlösung in Rücksprache mit dem Kinderarzt ergänzen.

- **Mittel gegen Blähungen und Bauchkrämpfe:** Entschäumer-Tropfen mit Simeticon (z.B. gegen Säuglingskoliken) oder ein Tee aus Fenchel, Anis und Kümmel leisten gute Dienste bei schmerzhaften Blähungen. Säuglinge und Kleinkinder leiden oft unter Bauchweh, das mit solchen Hausmitteln oft schnell gelindert werden kann. Eine eingewickelte Wärmflasche für den Bauch kann ebenfalls hilfreich sein.

- **Wundversorgung und Haut:** Für kleinere Wunden sollte eine Wund- und Heilsalbe in der Apotheke stehen. Sie unterstützt die Heilung von Schürfwunden oder Kratzern. Bei Babys ist eine Zinksalbe hilfreich, etwa um einen wunden Po zu behandeln. Gegen Insektenstiche oder Sonnenbrand empfiehlt sich ein kühlendes Gel mit Antihistaminikum oder Aloe Vera, um Juckreiz und Schwellung zu lindern.

- **Vergiftungen:** Bewahren Sie für den Notfall medizinische Aktivkohle-Tabletten auf. Diese kann giftige Stoffe im Magen binden, falls ein Kind versehentlich etwas Giftiges zu sich genommen hat. Aktivkohle sollte nur nach Rücksprache mit einem Arzt oder der Giftnotruf-Zentrale verabreicht werden. Wichtig ist zudem, die Nummer der Giftnotrufzentrale griffbereit zu haben. Bei Kindern, die gerne Dinge in den Mund nehmen, ist Vorbeugung das A und O, potenziell gefährliche Substanzen (Putzmittel, Medikamente, Beeren/Pilze im Garten) sollten unzugänglich sein.

- **Verbandsmaterial und Erste-Hilfe-Utensilien:** Halten Sie einen gut bestückten Verbandkasten bereit. Er sollte alle wichtigen Materialien gemäß DIN 13164 (KFZ-Verbandkasten) enthalten. Dazu zählen Pflaster in verschiedenen Größen (für Kinder gerne auch bunte Trostpflaster mit Motiv), sterile Kompressen, Mullbinden, ein Dreiecktuch für Schlinge bei Armverletzungen, Heftpflaster-Rollen, sowie elastische Binden für Verstauchungen. Ebenso wichtig sind eine stabile Verbandschere mit stumpfer Spitze und eine feine Splitter-Pinzette. Auch an Einmalhandschuhe sollte gedacht werden, um bei blutenden Wunden Infektionen zu vermeiden. Für kleine Kinder ist es ratsam, zusätzlich Kühlelemente vorzuhalten, etwa eine Gel-Kühlkompresse im Kühlschrank für Beulen oder Verbrennungen oder Instant-Kältepacks.

- **Desinfektionsmittel:** Zur Reinigung von Wunden im Notfall sollte ein Wunddesinfektionsmittel (z.B. Octenisept®) in der Hausapotheke stehen. Auch ein Hautdesinfektionsmittel oder Alkoholtupfer ist sinnvoll, etwa vor Injektionen oder zum Säubern der Hände.

- **Sonstige Hilfsmittel:** Weitere nützliche Dinge sind z.B. eine Zeckenkarte oder. Bei Infektionskrankheiten, wie Corona oder Grippe kann es zudem sinnvoll sein, einige medizinische Masken in der Hausapotheke zu haben, falls man als versorgender Elternteil selbst ansteckend erkrankt ist.

- **Lagerung und Kontrolle:** Die Hausapotheke sollte an einem kühlen, trockenen Ort gelagert werden, Bad und Küche sind zu feucht und warm. Ein abschließbarer Medizinschrank außerhalb der Reichweite von

Kindern ist ideal. Eltern sollten mindestens einmal jährlich alle Medikamente auf Haltbarkeit prüfen und abgelaufene Präparate konsequent entsorgen. So verhindert man, dass unwirksame oder gar schädliche Arzneien im Notfall verwendet werden.

Bewährte Hausmittel und pflanzliche Alternativen

Neben Medikamenten aus der Apotheke können Hausmittel und Heilpflanzen viel zur Linderung von Beschwerden beitragen, gerade bei Babys und Kindern, wo man mit sanften Methoden oft weit kommt. In einer Notsituation, in der vielleicht nicht für jede Kleinigkeit ein Arzneimittel parat ist, sind Omas Hausrezepte wieder Gold wert. Hier eine Auswahl bewährter Hausmittel für typische Kinderbeschwerden:

- **Husten & Bronchitis:** Ein traditionelles Hausmittel bei Husten ist der Zwiebelsirup: Schneiden Sie eine Zwiebel klein, mischen Sie sie mit Honig oder Zucker und lassen Sie das Gemisch einige Stunden ziehen. Es bildet sich ein süßer Sirup, von dem man dem Kind mehrmals täglich einen Teelöffel geben kann. Zwiebel enthält schwefelhaltige Verbindungen, die schleimlösend und antibakteriell wirken. Auch Brustwickel können Linderung bringen. Ein lauwarmer Kartoffelwickel: Gekochte Kartoffeln zerdrücken, in ein Tuch wickeln und auf die Brust legen (Vorsicht, nicht zu heiß!). Der Wickel hält lange warm und erleichtert das Abhusten. Bei festsitzendem Husten hilft es, das Badezimmer in ein Dampfbad zu verwandeln. Dazu heißes Wasser aufdrehen und dann mit dem Kind 10 Minuten im Bad sitzen und feucht-warme Luft atmen.

- **Schnupfen & verstopfte Nase:** Für Babys und Kleinkinder ist eine Kochsalzlösung das Mittel der Wahl. Ein paar Tropfen in jedes Nasenloch spülen die Nase frei und befeuchten die Schleimhäute. Ältere Kinder können auch inhalieren: z.B. über einer Schüssel mit heißem Kamillen- oder Thymiantee mit einem Handtuch über dem Kopf. Thymian ist ebenfalls ein bewährtes Hausmittel

- **Halsschmerzen:** Schulkinder können mit Salbeitee gurgeln, dieser wirkt desinfizierend im Rachen. Wenn Salbei Kindern nicht schmeckt, tut es auch lauwarmes Salzwasser oder im Notfall einfach Honigwasser zum Gurgeln. Ganz kleine Kinder, die noch nicht gurgeln können, bekommen Linderung durch warme Getränke oder kalte Halswickel. Auch Eis lutschen kann bei Halsschmerzen kurzzeitig betäuben, hier hilft notfalls ein Wassereis aus dem Gefrierfach, falls vorhanden.

- **Ohrenschmerzen:** Wie schon beschrieben, ist der Zwiebelwickel aufs Ohr der Klassiker. Zusätzlich kann man das Kind in die Seitenlage, mit dem schmerzenden Ohr nach oben, legen und ein angewärmtes Kirschkernkissen danebenlegen. Kamillenblüten-Dampf kann ebenfalls helfen, dafür wird eine Handvoll Kamillenblüten in heißes Wasser gegeben und das Kind lässt den warmen Dampf ans Ohr (Achtung, nicht verbrühen!). Die Kamille kann helfen, den Druck aus dem Ohr etwas zu lindern. Bei anhaltenden Ohrenschmerzen sollte ärztlich geklärt werden, ob eine Mittelohrentzündung vorliegt und ob Antibiotika nötig sind.

- **Insektenstiche & Hautreizungen:** Bei Insektenstichen ist Schnelligkeit gefragt. Kühlung ist am effektivsten, um Schwellung und Juckreiz gering zu halten. Mit einem sog. *"Stichheiler"-Gerät* (Bite Away®) kann mit Wärme die Eiweiße des Insektengifts zerstört werden. Alternativ kann eine aufgeschnittene Zwiebel oder kalte Kartoffel- bzw. Apfelscheibe auf den Stich drücken. Die Inhaltsstoffe reduzieren Entzündung und kühlen. Auch eine aufgeschnittene Aloe-Vera-Pflanze oder ein Aloe-Gel kann aufgetragen werden, um die Haut zu beruhigen. Verdünntes Lavendelöl ist ein bekanntes Mittel das, auf den Mückenstich getupft, gegen Juckreiz helfen kann. Bei Bienen- oder Wespenstichen im Mund/Rachen versuchen Sie das Kind Eis lutschen zu lassen und sofort den Notruf verständigen, da hier Erstickungsgefahr droht.

- **Kleine Wunden & Hautpflege:** Bei oberflächlichen Kratzern kann man nach Reinigung auch auf Heilkräuter setzen: Ringelblumensalbe (Calendula) fördert die Wundheilung und hält die Haut geschmeidig, ideal für kleine Schrunden oder rissige Hautstellen. Aloe Vera hilft bei Sonnen-brand oder leichten Verbrennungen. Medizinischer Wundhonig hat anti-bakterielle Eigenschaften und kann dünn auf Schürfwunden aufgetragen werden, um Infektionen vorzubeugen, falls kein Desinfektionsmittel zur Hand ist. Gegen blaue Flecken ist Arnika das Mittel der Wahl: Arnikasalbe oder Gel kühlt und lässt Hämatome schneller abklingen.

- **Unruhe, Angst und Schlafprobleme:** Pflanzliche Helfer können Kindern durch unruhige Zeiten helfen. Lavendel zum Beispiel wirkt beruhigend. Ein Tropfen Lavendelöl auf dem Kopfkissen oder ein Lavendel-Säckchen neben dem Bett kann beim Einschlafen helfen. Auch Zitronenme-lisse und Hopfen sind beruhigend. Es gibt kinderfreundliche Teemischun-gen oder Badezusätze mit diesen Kräutern. Ein warmes Bad mit Laven-del am Abend (wenn die Umstände es erlauben) kann ein wunderbares Ritual sein, um Stress abzubauen. Bei kleineren Kindern hilft oft schon ein fester Kuschel- und Vorleseablauf vor dem Zubettgehen, eventuell mit leiser Musik. In sehr stressigen Ausnahmesituationen schwören man-che Eltern auf Rescue-Tropfen (Bachblütenmischung) für die Kinder. Diese sind wissenschaftlich umstritten, aber wenn es dem Elternteil Si-cherheit gibt und dem Kind schmeckt, kann es einen Placebo-Effekt ha-ben und beruhigen. Wichtig: Routine und Vertrautheit so gut es geht be-wahren, das ist eigentlich das beste „Hausmittel" gegen psychische Belastungen.

Zusammenfassend lohnt es sich, eine kleine Sammlung an Heilpflanzentees und Naturmitteln zuhause zu haben. Kamillenblüten, Fenchelsamen, Salbei-blätter, getrocknete Heidelbeeren, Arnika-Tinktur und Lavendelöl. Sie lassen sich gut aufbewahren und bei Bedarf einsetzen. Oft sind es die einfachen Dinge, die in Krisen helfen, wenn man vielleicht keine volle Arzneimittelaus-wahl hat.

Beschwerde	Medikament / Mittel	Darreichung	Hinweise
Fieber & Schmerzen	Paracetamol / Ibuprofen	Zäpfchen, Saft, Tabletten	Dosierung nach Alter/Gewicht; max. Tagesdosis beachten
Husten	Hustensaft: Thymian, Spitzwegerich	Saft, Tropfen	Schleimlösend oder reizlindernd je nach Art des Hustens
Schnupfen	abschwellendes Nasenspray / Meerwasser	Spray, Tropfen	Abschwellendes Nasenspray nur wenige Tage verwenden
Übelkeit & Erbrechen	Vomex / Ingwertee	Zäpfchen, Tee	Vomex ab 6 kg Körpergewicht; bei Kleinkindern Rücksprache
Durchfall	Elektrolytlösung, Kohletabletten	Pulver, Tabletten	Viel Flüssigkeit zuführen; Kohletabletten nicht bei Babys
Bauchschmerzen / Krämpfe	Fenchel-Kümmel-Tee / Wärmflasche	Tee	Kein Pfefferminztee für Kleinkinder
Allergien / Insektenstiche	Cetirizin, Fenistil-Gel	Saft, Tropfen, Gel	Bei bekannten Allergien Notfallmedikament bereithalten
Wunden & Verletzungen	Wunddesinfektion, Heilsalbe, Pflaster	Spray, Salbe	Pflaster in Kindergröße; Heilsalbe z. B. mit Dexpanthenol
Verbrennungen	sterile Kompressen, Brandgel	Verbandmaterial, Gel	Brandwunden nur kühlen, nicht eincremen
Fieberkrampf	Notfall-Zäpfchen (Diazepam)	Zäpfchen	Nur bei bekannter Anfallsneigung – Arztkontakt erforderlich

Tabelle zur kindgerechten Medikamentenübersicht für die Hausapotheke – typische Beschwerden, geeignete Mittel und Hinweise zur sicheren Anwendung im Familienalltag.

⚠ **Wichtiger Hinweis: Medikamente sollten bei Kindern grundsätzlich *nur nach Rücksprache mit dem Arzt oder Apotheker* angewendet werden – insbesondere bei chronischen Erkrankungen, speziellen Symptomen oder Unsicherheit in der Dosierung.**

Psychische Belastungen bei Kindern in Krisensituationen

Ein oft unterschätzter Aspekt der Notfallvorsorge ist die psychische Erste Hilfe, besonders für Kinder. In einer Ausnahmesituation sei es eine Naturkatastrophe, eine Pandemie-Lockdown oder ein Blackout, spüren Kinder die Angst und Anspannung der Erwachsenen und leiden darunter. Kinder sind keine kleinen Erwachsenen: Sie verarbeiten Ereignisse anders und verstehen vielleicht nicht genau, was vor sich geht. Daher benötigen sie altersgerechte Zuwendung und Erklärungen. Hier sind einige Tipps, wie Eltern ihren Kindern seelisch beistehen können, wenn äußere Umstände schwierig sind:

- **Ruhig bleiben und Sicherheit ausstrahlen:** Kinder orientieren sich stark am Verhalten der Eltern. Versuchen Sie, trotz eigener Sorgen, ruhig und optimistisch mit der Situation umzugehen. Erklären Sie in einfachen Worten, ohne dabei zu dramatisieren, was passiert und betonen Sie, was die Familie alles *richtig gemacht hat*, um sicher zu sein. Zum Beispiel: „Draußen ist ein schlimmes Unwetter, aber wir sind hier drinnen geschützt und haben alles, was wir brauchen. Die Helfer arbeiten dran, dass es bald wieder besser wird." Diese Botschaften geben Halt. Wenn Eltern sehr ängstlich oder verzweifelt wirken, überträgt sich das auf die Kinder. Holen Sie sich als Elternteil notfalls selbst Unterstützung, etwa telefonisch bei Freunden und Familie oder einer psychosozialen Beratungsstelle, damit Sie stabil bleiben können.

- **Vertraute Routine und Rituale:** Sofern möglich, halten Sie an Tagesabläufen fest. Regelmäßige Mahlzeiten, Schlafenszeiten, vielleicht ein Spiel oder Lied zu bestimmten Zeiten, solche Fixpunkte geben Kindern ein Gefühl von Normalität inmitten der Krise. Überlegen Sie sich kleine Rituale: zum Beispiel jeden Abend ein „Sorgenpüppchen" basteln, dem das Kind seine Ängste erzählt, oder morgens gemeinsam ein Mut-Lied singen. Das klingt banal, hilft aber, die Tage zu strukturieren und das Kind abzulenken.

- **Ängste und Fragen zulassen:** Kinder haben viele Fragen, wenn rundherum etwas nicht stimmt. Nehmen Sie diese ernst und versuchen Sie kindgerecht zu antworten. Zum Beispiel könnte ein Vorschulkind fragen: „Kommt der Arzt nie wieder, wenn ich krank bin?" und man könnte antworten: „Doch, die Ärzte sind für uns da. Gerade können wir nicht hinfahren, aber wenn es dir ganz schlecht gehen würde, würden wir Hilfe holen. Zum Glück wissen Mama und Papa auch so viel, dass wir dich gut versorgen können." Ermutigen Sie Ihr Kind, über seine Gefühle zu sprechen oder sie zum Spielen oder Malen zu animieren. Manche Kinder drücken sich eher nonverbal aus und spielt vielleicht „Krankenhaus" mit den Kuscheltieren, um die Situation nachzustellen. Das ist in Ordnung und hilft bei der Verarbeitung.

- **Zusätzliche Zuwendung:** In Krisenzeiten haben Kinder oft ein erhöhtes Bedürfnis nach Nähe. Sie klammern vielleicht, schlafen schlechter, sind weinerlicher. Geben Sie, so gut es geht, diese Extra-Portion an Körperkontakt und Aufmerksamkeit. Zusammen unter einer Decke Geschichten erzählen, kuscheln oder ein Massage-Spiel („Die Igel laufen über den Rücken...") – all das vermittelt Geborgenheit. Bleiben Sie geduldig, wenn das Kind plötzlich Verhaltensrückschritte zeigt. Das ist meist vorübergehend und normal in Stresssituationen. Mit Liebe und Ruhe findet das Kind nach der Krise in seinen alten Rhythmus zurück.

- **Spiel und Ablenkung:** Auch wenn einem als Erwachsener nicht nach Spielen zumute ist, für Kinder ist Spielen der natürliche Weg Stress abzubauen. Versuchen Sie, ein paar einfache Spiele zu integrieren: Verstecken im Zimmer, ein lustiges Lied singen, malen, Schattenfiguren mit Taschenlampenlicht an der Wand oder Bewegungsspiele. Lachen und Toben in sicherem Rahmen helfen, Anspannung abzubauen. Basteln Sie vielleicht gemeinsam ein kleines „Tagebuch" oder „Album" der Ereignisse, in dem das Kind malen und Sie später Fotos einkleben. Das gibt dem Erlebten eine Form und kann später bei der Verarbeitung helfen.

- **Information dosieren:** Schirmen Sie Ihr Kind vor zu viel beängstigenden Informationen ab. Wenn Sie Nachrichten zur Krise schauen oder Radio hören müssen, tun Sie das am besten außer Hörweite der Kinder. Kleinkinder können oft nicht zwischen Realität und Fantasie trennen und haben sonst z.B. Albträume. Erklären Sie das Notwendige selbst in ruhigen Worten, anstatt die Medien das übernehmen zu lassen. Ein Vorschlag: Machen Sie aus dem Ereignis eine kindgerechte Geschichte, bei der am Ende immer etwas Positives steht („... und dann ging das Licht wieder an und alles war gut").

- **Professionelle Hilfe:** Sollten Sie merken, dass Ihr Kind auch lange nach der Krise noch auffälliges Verhalten zeigt, wie extreme Ängste, Schlafstörungen oder Rückzug, scheuen Sie sich nicht, professionelle Hilfe in Anspruch zu nehmen. Kinder- und Jugendpsychologen oder Trauma-Therapeuten können mit ein paar Sitzungen oft viel abfangen. Aber in den meisten Fällen werden Kinder, die während der Krise liebevoll betreut und aufgefangen wurden, diese ohne seelischen Schaden überstehen.

Zusammengefasst: Liebe, Geduld und Strukturen sind die Werkzeuge, mit denen Eltern die Psyche ihrer Kinder in Notzeiten schützen. Genauso wie man einen Verband anlegt, „verarzten" verständnisvolle Gespräche und Umarmungen die verletzte Kinderseele.

Wenn kein Arzt erreichbar ist – was Eltern tun können

Die wohl beruhigendste Botschaft für Eltern lautet: Ihr seid nicht hilflos! Mit einer durchdachten Notfallvorsorge, einer gut ausgestatteten Hausapotheke und Grundkenntnissen in Erster Hilfe können Mütter und Väter sehr viel tun, um ihr Kind zu versorgen, auch wenn vorübergehend kein Arzt verfügbar ist. Natürlich gibt es Grenzen, aber oft handelt es sich um überbrückbare Zeit, bis professionelle Hilfe eintrifft oder die Arztpraxis wieder offen hat.

1. **Bewahren Sie Ruhe und handeln Sie planvoll.** Im Ernstfall hilft es, kurz durchzuatmen und sich einen Überblick zu verschaffen. *Was genau ist passiert? Was braucht mein Kind jetzt am dringendsten?*
Priorisieren Sie: Lebensbedrohliche Probleme zuerst angehen: *Atmung vorhanden? Bewusstsein prüfen! Gegebenenfalls Wiederbelebung einleiten!*, dann größere Wunden versorgen, dann alles andere. Wenn Sie alleine sind und mehrere Kinder betreuen, versuchen Sie, Nachbarn und Familienmitglieder um Unterstützung zu bitten.

2. **Nutzen Sie verfügbare Kommunikation.** Auch wenn kein Arzt vor Ort ist, gibt es vielleicht andere Wege: Ist Telefon oder Handy noch funktionsfähig? Dann zögern Sie nicht, den **Notruf 112** zu wählen, wenn es wirklich kritisch ist, wie bei Bewusstlosigkeit, schweren Verletzungen oder Vergiftungen. Die 112 ist europaweit erreichbar und kostenlos. Im Zweifel lieber anrufen und beraten lassen. Für nicht lebensbedrohliche Fälle gibt es in Deutschland den **ärztlichen Bereitschaftsdienst 116117**, wo man telefonisch Hilfe bekommt. Manche Kinderärzte bieten auch **Telemedizin-Sprechstunden** an, z.B. per Videochat.
Sollte jegliche Kommunikation ausgefallen sein, konzentrieren Sie sich auf das Wichtigste vor Ort und suchen Sie so bald wie möglich persönlichen Kontakt zu medizinisch kundigen Menschen, wenn die Lage länger andauert.

3. **Wenden Sie Ihr Erste-Hilfe-Wissen an.** Erinnern Sie sich an Maßnahmen: z.B. was tun bei Bewusstlosigkeit (stabile Seitenlage), wie geht die Wiederbelebung bei Kindern (Atemwege freimachen, 5 Initialbeatmungen, dann 30:2 Kompressionen/Beatmungen im Wechsel). Solches Wissen hofft man nie zu brauchen, aber sie retten Leben. Falls Sie noch keinen Erste-Hilfe-am-Kind Kurs besucht haben, ist jetzt der richtige Zeitpunkt dafür. Dieser Ratgeber kann einen solchen Kurs nicht ersetzen. Im Notfall schlagen Eltern oft intuitiv das Richtige nach: Nutzen Sie Ratgeberbücher oder Checklisten und scheuen Sie sich nicht, im Zweifel improvisiert erste Hilfe zu leisten. „Lieber *irgendwie* helfen als gar nichts tun".

4. **Beobachten Sie das Kind und dokumentieren Sie.** Wenn Sie über längere Zeit selbst behandeln müssen, führen Sie so etwas wie ein kleines Protokoll: Wann hat das Kind was gehabt: Fieberkurve, Anzahl Durchfälle, getrunkene Menge, verabreichte Medikamente mit Uhrzeit? Schreiben Sie wichtige Dinge auf. Das hilft Ihnen, den Überblick zu behalten, und bei späterer Arztkonsultation können Sie genau Auskunft geben. Beobachten Sie Ihr Kind engmaschig: Verschlechtert sich etwas oder wird es langsam besser? Bei Unsicherheit ziehen Sie auch andere Familienmitglieder hinzu, denn vier Augen sehen mehr als zwei.

5. **Grenzen kennen:** Trotz aller Vorsorge gibt es Situationen, da stoßen Eltern an ihre Grenzen. Zögern Sie nicht, Hilfe zu organisieren, sobald es möglich ist. Wenn z.B. die offizielle Infrastruktur kollabiert ist, suchen Sie nach Hilfsangeboten in der Umgebung: In Katastrophenschutzeinrichtungen gibt es oft Sanitäter oder Ärzte. Nachbarn könnten medizinisches Wissen haben. Sollte Ihr Kind eine chronische Erkrankung haben (Diabetes, Asthma, Epilepsie etc.), versuchen Sie, vorab Notfallpläne mit dem Kinderarzt zu erstellen.

Eltern können viel tun, aber nicht alles ersetzen. Wichtig ist daher auch, sich selbst mental darauf vorzubereiten, dass man in einer Krise eventuell improvisieren muss. Tauschen Sie sich gerne mit anderen Eltern aus, die Erfahrung in Erster Hilfe haben. Legen Sie sich *Notfall-Wissen* griffbereit hin, z.B. ausgedruckte Anleitungen für Wiederbelebung bei Kindern, Giftnotruf-Nummern, Dosierungstabellen für Fiebermittel nach Gewicht usw. Im Stress vergisst man leicht Details, da ist ein Spickzettel hilfreich.

Am Ende gilt: **Sie kennen Ihr Kind am besten.** Vertrauen Sie auf Ihre Intuition. Wenn Ihnen etwas ernsthaft Sorgen macht und Sie das Gefühl haben „hier stimmt etwas nicht", versuchen Sie, medizinische Hilfe zu bekommen, egal wie. Oft sind Eltern jedoch erstaunt, wie viel sie selbst meistern können, wenn sie müssen. Mit einer ruhigen, besonnenen Herangehensweise, den richtigen Utensilien aus der Hausapotheke und liebevoller Zuwendung können Mütter und Väter ihre Kinder durch so manche Krise lotsen. Und dieses Wissen – *„Wir schaffen das gemeinsam"* – ist letztlich auch für die Kinder ein großer Trost und gibt ihnen Sicherheit.

Fazit: Eine kindgerechte Notfallvorsorge umfasst nicht nur Vorräte, sondern auch Medikamente, Erste-Hilfe-Material, Hausmittel und seelischen Beistand. Wenn Sie diese Aspekte bedacht haben, dürfen Sie als Eltern das beruhigende Gefühl haben, für den Ernstfall gut gerüstet zu sein. Krisen kommen und gehen – Familie bleibt. Mit Umsicht und Fürsorge stellen Sie sicher, dass Ihre Familie auch stürmische Zeiten gesund und geborgen übersteht.

5. NOTFALLPLÄNE MIT KINDERN – FAMILIENORGANISATION IM ERNSTFALL

Familien stehen in Krisensituationen vor besonderen Herausforderungen. Ein durchdachter Notfallplan hilft, im Ernstfall richtig zu reagieren. In diesem Kapitel erfahren Sie, wie Sie Notfallpläne für verschiedene Szenarien erstellen, Kinder aller Altersstufen sinnvoll einbinden, Senioren oder hilfsbedürftige Angehörige berücksichtigen und welche Hilfsmittel, Checklisten und Vorlagen Ihnen dabei helfen.

Notfallpläne für verschiedene Szenarien im Familienalltag

Nicht jedes Ereignis ist planbar, aber vieles vorher überlegt zu haben, macht Ihre Reaktion schneller und sicherer. Brände, Evakuierungen, Stromausfälle oder plötzliche Notfälle im Haushalt treffen Familien oft unvorbereitet. In der Akutsituation bleibt keine Zeit Grundsätzliches zu organisieren. Planen Sie gemeinsam und rechtzeitig. Dann sind alle vorbereitet, wenn es darauf ankommt.

- **Stromausfall:** Überlegen Sie, wie Sie bei einem längeren Blackout zurechtkommen. Wo lagern Sie Taschenlampen und Batterien? Gibt es eine alternative Wärmequelle im Winter? Halten Sie einen Notvorrat an Trinkwasser und haltbaren Lebensmitteln bereit. Klären Sie mit allen Familienmitgliedern einfache Regeln: Ruhe bewahren, zusammenbleiben und auf die vorbereiteten Hilfsmittel zurückgreifen. Kleine Kinder fühlen sich wohler, wenn Sie die Situation spielerisch gestalten, etwa ein „Indoor-Camping" mit Schlafsäcken im Wohnzimmer oder lustige Taschenlampen-Spiele im Dunkeln. So wird die Dunkelheit entdramatisiert, und alle wissen, was zu tun ist, bis das Licht wieder angeht.

- **Evakuierung (z.B. bei Hausbrand oder Bombenfund):** Besprechen Sie in ruhigen Zeiten die Fluchtwege aus Ihrer Wohnung und legen Sie Treffpunkte, wie die Bushaltestelle oder das Nachbarhaus, fest. So kann man sich, falls Sie das Haus sofort verlassen müssen, schnell wiederfinden.

Zusätzlich empfiehlt sich ein zweiter Treffpunkt außerhalb der Nachbarschaft, etwa bei Verwandten oder Freunden, falls ein ganzes Viertel geräumt wird. Üben Sie die Evakuierung in kleinen Schritten: z.B. Feueralarm simulieren, gemeinsam ins Freie gehen und zum Treffpunkt laufen. Kinder lernen so spielerisch den Ablauf kennen. Jeder in der Familie sollte wissen, welche Notfallgepäckstücke wichtig sind, z.B. Rucksack mit Medikamenten, Dokumenten und Hygieneartikeln. Idealerweise steht ein gepackter Notfallrucksack bereit. Planen Sie auch, wie Sie getrennte Familienmitglieder erreichen: Legen Sie eine Kontaktperson außerhalb der Stadt fest, bei der alle sich melden können. Diese Person kann Informationen weiterleiten, falls Familienmitglieder vorübergehend getrennt sind. Schulen und Kitas haben meist eigene Notfallpläne. Informieren Sie sich darüber und stellen Sie sicher, dass Ihre Kinder wissen, wer sie im Notfall abholt, falls Sie es selbst nicht rechtzeitig schaffen.

- **Plötzliche Krankheit oder Verletzung eines Elternteils:** Auch ein medizinischer Notfall im engsten Familienkreis sollte bedacht werden. Wer alarmiert den Rettungsdienst, wer kümmert sich um die Kinder? Stellen Sie sicher, dass schon Grundschulkinder wissen, wie man einen **Notruf 112** absetzt. Üben Sie mit ihnen, die **fünf W-Fragen** zu beantworten (Wo ist es passiert? Was ist passiert? Wie viele Verletzte? Welche Art von Verletzungen? Warten auf Rückfragen). Das kann im Rollenspiel geschehen: Tun Sie zum Beispiel so, als seien Sie die Notruf-Leitstelle, und lassen Sie Ihr Kind den Notfall schildern. Solche Übungen nehmen die Scheu und vermitteln Sicherheit. Selbst im Kindergartenalter können Kinder lernen, im Ernstfall Hilfe zu holen. Viele Beispiele zeigen, dass schon Vorschulkinder ihren Eltern das Leben retten konnten, wenn sie geistesgegenwärtig die 112 gewählt haben. Vereinbaren Sie außerdem mit vertrauten Nachbarn oder Verwandten, dass sie in so einem Fall kurzfristig die Betreuung der Kinder übernehmen. Im Notfallplan kann festgehalten werden, wer informiert wird und welche Aufgaben anfallen: z.B. Nachbar Müller kommt ins Haus und passt auf die Kinder auf, während der andere

Elternteil im Krankenhaus ist. Wichtig ist, dass Kinder auch hier die Gewissheit haben, dass Oma, Opa oder der Patenonkel in so einer Situation schnell zur Stelle sind. Damit ein Helfer im Ernstfall sofort handeln kann, sollte er Zugang zum Haus haben und Informationen, was zu tun ist.

Was gehört in einen Familien-Notfallplan?

Ein Familien-Notfallplan ist im Grunde **Ihr individueller Leitfaden für den Ernstfall**. Er hält fest, was im Notfall zu tun ist, wer zu benachrichtigen ist und welche Vorkehrungen gelten. Jedes Familienmitglied sollte den Plan kennen. Halten Sie den Plan schriftlich fest, am besten in mehrfacher Ausführung: einen zuhause an zentraler Stelle, eine Kopie in der Notfallmappe oder digital in der Cloud. Folgende Elemente sollte Ihr Plan enthalten:

- **Notfallkontakte:** Stellen Sie eine Liste aller wichtigen Telefonnummern zusammen. Darauf gehören *Notrufnummern* (112 für Feuerwehr/Rettungsdienst, Polizei 110, Giftnotruf, ärztlicher Bereitschaftsdienst), *Kontaktpersonen* wie nahe Verwandte, Freunde, Nachbarn und *Hausarzt/Kinderarzt*. Notieren Sie auch die Handynummern beider Eltern sowie ggf. der älteren Kinder. Bewährt hat sich, eine Person außerhalb der eigenen Stadt/Gemeinde als Notfallkontakt zu bestimmen. Diese kann als zentraler Ansprechpartner dienen, falls lokale Netze ausfallen oder Familienmitglieder getrennt werden. Jeder in der Familie sollte diese Kontaktperson kennen: „Im Notfall rufen wir Tante Maria in Hamburg an und sagen ihr, wie es uns geht".
Tipp: Hängen Sie die Notfallkontaktliste in der Wohnung auf, beispielsweise neben das Telefon oder an den Kühlschrank, damit auch Babysitter oder Besucher im Ernstfall schnell die richtigen Nummern finden.

- **Treffpunkte und Fluchtwege:** Legen Sie mindestens zwei Treffpunkte fest: Einen in unmittelbarer Nähe des Hauses und einen zweiten außerhalb Ihres Wohnviertels. Halten Sie im Plan fest, wo diese Treffpunkte sind, mit Adresse oder einer markante Wegbeschreibung.

Beispiel: „Primärer Treffpunkt: große Eiche auf dem Spielplatz an der Musterstraße; Alternativer Treffpunkt: Eingangshalle der Kirche St. Michael in der Nachbarstadt." Besprechen Sie mit der Familie, wie dorthin gelangt wird, und zwar aus verschiedenen Situationen heraus, etwa von zu Hause, von der Schule, von Papas Arbeitsstelle. Zeichnen Sie ggf. Karten oder Skizzen. Ebenso wichtig: Fluchtwege aus dem eigenen Haus. Skizzieren Sie den Grundriss Ihrer Wohnung und markieren Sie alle Ausgänge (Türen, Fenster, eventuell Feuerleiter). Überlegen Sie, wie man im Erdgeschoss und im Obergeschoss am schnellsten rauskommt. Wenn Sie in einem Mehrfamilienhaus leben, zeigen Sie den Kindern die Treppenhäuser und Notausgänge. Im Notfallplan können Sie vermerken: „Fluchtweg: Haupteingang – falls blockiert, Balkontür nehmen und aufs Garagendach klettern." Diese Klarheit kann im Ernstfall Leben retten.

- **Aufgabenverteilung:** Beschreiben Sie, wer im Notfall welche Aufgabe übernimmt. Wenn jeder seine Rolle kennt, läuft die Bewältigung koordinierter ab. Beispiel: „Bei einem Alarm ruft Mama die Feuerwehr (112) an, Papa schnappt den Notfallrucksack und Autoschlüssel. Tochter Lisa nimmt den kleinen Bruder Noah an die Hand und verlässt sofort mit ihm das Haus Richtung Treffpunkt. Der ältere Sohn Max holt die Katze und steckt sie in die Transportbox. Oma setzt sich ins Treppenhaus und wartet auf Hilfe beim Tragen." Natürlich passen Sie dieses Schema an Ihre Familiensituation an. Wichtig ist, alles einmal klar zuzuteilen und auch Alternativen zu bedenken: Was, wenn eine Person nicht da oder verletzt ist? Schreiben Sie auch externe Helfer in die Aufgabenliste: Vielleicht erklärt sich Ihr Nachbar bereit, im Evakuierungsfall mit seinem Auto die Großeltern mitzunehmen, dann gehört auch das als feste Abmachung in den Plan. Freunde, Familie, Nachbarn wissen idealerweise welche Aufgaben sie im Ernstfall übernehmen sollen. Für Alleinerziehende ist das besonders wichtig, hier kann z.B. stehen: „Nachbarin Frau Meier kümmert sich um meine Kinder, falls mir etwas zustößt." Solche klaren Absprachen nehmen allen Beteiligten im Ernstfall Entscheidungsstress.

- **Wichtige Informationen für Helfer:** Denken Sie aus der Sicht eines fremden Helfers: Welche Infos würden Rettungskräfte oder Nachbarn benötigen, wenn sie Ihnen helfen müssen? Notieren Sie im Plan besondere medizinische Informationen für jedes Familienmitglied (Allergien, chronische Krankheiten, benötigte Medikamente, Blutgruppe, ggf. Implantate wie Herzschrittmacher). Vermerken Sie, wo Ihre Notfalldokumente liegen: *„Patientenverfügung und Medikamentenplan im roten Ordner im Wohnzimmerregal"*, damit Helfer sie finden. Weisen Sie auch auf Haustiere hin: *„Wir haben einen Hund im Haus."* oder kleben Sie einen Aufkleber an die Haustür, der auf Haustiere aufmerksam macht, damit Feuerwehrleute sie nicht übersehen. Genauso wie Hinweise für die Kinderbetreuung: Sollten Eltern ausfallen, ist es hilfreich, einen kurzen schriftlichen Hinweis für Betreuer zu haben, z.B. *„Ben braucht sein Kuscheltier zum Schlafen; Emma muss regelmäßig inhalieren – Gerät liegt im Bad."* Solche Notizen können Leben und Komfort retten. Bewahren Sie diese Infos als „Notfall-Steckbrief" für jedes Familienmitglied auf, zu dem Ihr Helfernetzwerk oder professionelle Retter leicht Zugriff haben. Eine Möglichkeit ist, einen DinA-4-Umschlag „Notfall-Infos Familie Schuster" gut sichtbar in der Wohnung zu deponieren oder an die Innenseite der Haustür zu kleben, den Helfer im Zweifel schnell greifen können.

- **Kommunikationsplan:** Halten Sie fest, wie Sie nach einer initialen Notfallmaßnahme in Kontakt bleiben. Neben den oben erwähnten Notfallkontakten und Treffpunkten gehört unter anderem dazu: Wo hinterlassen wir Nachrichten füreinander? In Katastrophenfällen werden Telefonnetze oft überlastet. Kurze SMS oder Messenger-Nachrichten gehen eher durch als Anrufe. Vereinbaren Sie im Plan: *„Wir schicken im Notfall eine WhatsApp-Nachricht in die Familiengruppe, sobald wir können"* und informieren Sie Ihre Kontaktperson außerhalb des Gebiets ebenso. Auch Funkgeräte oder ein simples Abkommen wie *„Zur vollen Stunde versuchen wir es erneut"* können Teil des Plans sein. Diese Details helfen, die Familie wieder zu vereinen, falls man getrennt wird.

Tipp: Testen Sie Ihren Familien-Notfallplan regelmäßig. Ein Plan nützt nur, wenn er allen präsent ist. Mindestens einmal im Jahr, besser alle 6 Monate, sollten Sie ein Familiengespräch machen: Was hat sich geändert: neue Telefonnummer, neuer Wohnort von Oma, etc.? Passt der Plan noch? Üben Sie bestimmte Teile praktisch, zum Beispiel jedes halbe Jahr ein gemeinsamer Probealarm mit Treffpunkt, oder lassen Sie die Kinder die Notfallkontakte auswendig aufsagen. So bleibt das Wissen frisch und aktuell.

Kinder verschiedenen Alters altersgerecht einbinden

Jedes Kind reagiert anders auf Krisensituationen, abhängig vom Alter, Entwicklungsstand und Temperament. Daher muss ein Familien-Notfallplan altersgerecht vermittelt werden. Grundsätzlich gilt: Kinder einbeziehen, nicht überfordern. Wer vorbereitet ist, hat weniger Angst. Planen Sie gemeinsam als Familie: So fühlen sich schon die Jüngsten ernstgenommen und lernen auf natürliche Weise, was in Notfällen zu tun ist.

- **Kleinkinder (bis ca. 5 Jahre)**
  Kleinkinder verstehen die Hintergründe von Notfällen noch nicht, spüren aber sehr genau die Stimmungen der Erwachsenen. Sie können sich natürlich nicht selbst auf Krisen vorbereiten. Umso wichtiger ist es, dass Eltern vorsorgen, insbesondere was Versorgung, Nahrung und Wärme angeht. Kleinkinder können Sie jedoch *spielerisch* an einfache Notfallabläufe gewöhnen. Zum Beispiel kann man ein „Feuerwehr-Spiel" machen: Auf ein Signal hin soll das Kind üben Mama oder Papa an der Haustür zu treffen. Natürlich wird das kindgerecht verpackt: *„Wer kommt am schnellsten zur Ausgangstür und kann sich dort wie ein tapferer Feuerwehrmann hinstellen?"*. Ziel ist nie, Angst zu erzeugen, sondern im sicheren Rahmen richtige Reaktionen einzuüben. Kleinkinder lieben Wiederholungen und Rituale, nutzen Sie das. Machen Sie z.B. einmal im Monat ein kleines Notfall-Spiel. Dadurch bekommen die Kleinen nützliche Fähigkeiten an die Hand, ohne die Lage überhaupt als bedrohlich zu

empfinden. Erklären Sie nur so viel wie nötig: Einem vierjährigen Kind muss man keine Nachrichtenbilder von Unfällen zeigen. Es reicht, ihm zu sagen: *„Manchmal geht das Licht aus, dann machen wir es uns mit Kerzen und Taschenlampen gemütlich"* oder: *„Manchmal kann sich jemand weh tun, dann rufen wir einen Sanitäter, der uns hilft."* Durch diese positiven, beruhigenden Erklärungen fühlt sich ein Kleinkind geborgen. Wichtig: In diesem Alter braucht ein Kind vor allem das Gefühl, dass die Eltern die Situation im Griff haben. Vermitteln Sie: *„Wir als Erwachsene passen auf dich auf."* Und sorgen Sie dafür, dass ein vertrauter Teddy oder eine Kuscheldecke im Notfallgepäck ist. Solche Trostspender helfen Kleinkindern, sich zu beruhigen, falls es doch einmal unruhig wird.

- ### Schulkinder (ca. 6–12 Jahre)

Schulkinder können schon aktiv in die Notfallplanung einbezogen werden. Viele sind in diesem Alter stolz „mithelfen" zu dürfen. Nutzen Sie diesen Eifer, um wichtige Kenntnisse zu vermitteln. Erarbeiten Sie gemeinsam den Familien-Notfallplan. Sie können zusammen eine Liste wichtiger Telefonnummern schreiben oder die Notfallrucksäcke packen. Lassen Sie Ihr Kind seinen eigenen kleinen Notfallrucksack packen, mit Lieblingssnack, einer Trinkflasche und vielleicht einem Spiel oder Buch. So fühlt es sich einbezogen und weiß zugleich, was es im Ernstfall griffbereit hat. Grundschulkinder können auch schon Aufgaben übernehmen: etwa beim monatlichen Testen der Taschenlampen oder Rauchmelder helfen, das Radio einschalten, wenn eine amtliche Warnmeldung kommt, oder jüngere Geschwister an der Hand nehmen, wenn Sie das Haus verlassen müssen. Je nach Reifegrad können Sie erklären, warum Sie all das Üben: *„Damit wir alle sicher sind, falls mal was passiert"*, aber bleiben Sie sachlich und optimistisch. Eine spielerische Herangehensweise ist weiterhin sinnvoll: Üben Sie Notfälle durch Rollenspiele. Kinder in diesem Alter spielen gerne Feuerwehr, Polizei oder Notarzt. Sie können zum Beispiel ab und zu ein „Probe-Notfall" Spiel machen: Ein Elternteil stellt einen kleinen Unfall dar (nichts Dramatisches – etwa *„Ich bin hingefallen und* *hab mir wehgetan*"), und das Kind darf den *Ersthelfer* spielen, Pflaster holen oder den Notruf (im Spiel) absetzen. Dadurch verliert es die Scheu, in echten Notfällen zu handeln. Wichtig ist, hinterher viel Lob und positive Verstärkung zu geben: *„Toll, wie ruhig du geblieben bist und Hilfe geholt hast!"*, das stärkt das Selbstvertrauen. Schulkinder können auch nahezu alle Aspekte des Notfallplans verstehen, wenn man es ihnen kindgerecht erklärt. Zum Beispiel kann man eine Karte der Wohnung malen und Fluchtwege einzeichnen. Oder Sie schauen sich zusammen die Warn-App NINA auf dem Handy an und erklären Sie diese. Die Devise lautet: Wissen schützt. Ein informiertes Kind hat weniger Angst, weil es weiß, was zu tun ist und dass Hilfe kommt.

- **Teenager (ab ca. 13 Jahre)**
  Jugendliche können Sie nahezu vollständig in Ihre Notfallpläne einbeziehen. In diesem Alter sollten Sie offen über mögliche Krisenszenarien sprechen, da Jugendliche abstrakte Risiken schon verstehen können. Wichtig ist, ihnen auch Verantwortung zu übertragen: Teilen Sie konkrete Aufgaben zu, entsprechend ihren Fähigkeiten. Beispielsweise kann ein älterer Teenager im Ernstfall die Aufgabe bekommen, die *Notfall-Checkliste* durchzugehen, wichtige Dokumente zu schnappen oder die Großeltern anzurufen. Auch Erste-Hilfe-Kenntnisse sind sehr wertvoll. Motivieren Sie Ihre Teenager, an einem Erste-Hilfe-Kurs teilzunehmen. So fühlen sie sich ernst genommen und können im Notfall helfen. Diskutieren Sie gemeinsam die Pläne. Teenager haben oft eigene Ideen und möchten mitreden. Lassen Sie das zu, etwa bei der Frage *„Wo bewahren wir unsere Notfallvorräte am besten auf?"* oder *„Welche Nachbarn könnten wir im Notfall um Hilfe bitten, wer braucht vielleicht unsere Hilfe?"*. Diese Einbindung fördert das Verantwortungsbewusstsein. Gleichzeitig dürfen Sie Teenager emotional nicht überfordern. Selbst, wenn sie nach außen cool wirken, können Krisenthemen innere Ängste auslösen. Achten Sie darauf, Sorgen ernst zu nehmen. Besprechen Sie Nachrichten über Unglücke, die Jugendliche eventuell online sehen, offen und ehrlich,

um Gerüchte oder übertriebene Ängste zu entschärfen. Betonen Sie die Lösungsaspekte, z.B. *„Ja, bei Hochwasser müssen Menschen ihr Zuhause verlassen, aber es gibt Evakuierungszentren, Helfer kommen mit Booten und wir hätten auch einen Plan und Hilfe."* Dadurch lernen Jugendliche, dass man auch große Krisen bewältigen kann. Vergessen Sie nicht: In Extremsituationen könnte Ihr Teenager auf sich gestellt sein, wenn er oder sie z.B. alleine zuhause ist, wenn etwas passiert. Ein durchgesprochener Plan und Vertrauen in die eigenen Fähigkeiten sind dann Gold wert.

- **Senioren und hilfsbedürftige Angehörige einbeziehen**
Leben Großeltern oder andere hilfsbedürftige Familienmitglieder mit im Haushalt, muss der Notfallplan ihre Bedürfnisse besonders berücksichtigen. Ältere Menschen haben oft eingeschränkte Mobilität oder Gesundheitsthemen, die bei der Planung mitgedacht werden müssen. Beziehen Sie diese Personen nach Möglichkeit in die Planungsgespräche ein, soweit es ihr Zustand zulässt, und besprechen Sie Einschränkungen und Bedürfnisse offen, um Missverständnisse zu vermeiden. Und vergessen Sie nicht, dass ältere Menschen auch wertvolle Ressourcen sein können. Bitten Sie sie ruhig, ihr Wissen mit den Enkeln zu teilen. Zum Beispiel kann Oma erzählen, wie sie früher ohne Elektrizität gekocht hat. So fühlen sich Senioren eingebunden und die Kinder lernen noch etwas dabei.

- **Besondere Bedürfnisse planen:** Machen Sie eine Liste aller Dinge, die ein Senior oder kranker Angehöriger im Notfall braucht. Dazu gehören z.B. **Medikamente** (mit Dosierung und Einnahmehinweisen), medizinische Geräte (wie Inhalator, Insulin-Pen, Hörgerät mit Ersatzbatterien oder Rollstuhl-Ersatzakkus). Lagern Sie genügend Medikamente in der Notfallausrüstung und notieren Sie Arztkontakte (Name, Telefonnummer des Hausarztes oder Facharztes). Diese Liste sollte zusammen mit dem Notfallgepäck griffbereit sein. Geben Sie auch eine Kopie davon an eine Vertrauensperson außerhalb des Haushalts, etwa an erwachsene Kinder, Nachbarn oder den Pflegedienst, weiter. So ist sichergestellt, dass im Ernstfall jemand Zugang zu den Infos hat.

Fluchtwege und Alarmierung anpassen: Hörgeschädigte benötigen unter Umständen visuelle Signale. Hierfür gibt es Blitz-Licht-Rauchmelder für Gehörlose. Falls jemand im Rollstuhl ist, planen Sie den Evakuierungsweg ohne Aufzug, etwa mit einen tragbaren Evakuierungsstuhl im Haus. Üben Sie die Evakuierung mit der betroffenen Person, soweit möglich, damit auch sie weiß, was im Notfall passiert. Klären Sie, wer im Ernstfall beim Verlassen des Hauses assistiert: *„Papa hilft Opa die Treppe hinunter, während Mama mit den Kindern vorausgeht"*. Informieren Sie sich auch, ob Ihre Gemeinde ein Register für hilfsbedürftige Personen führt. Viele Behörden erfassen freiwillig Menschen mit Behinderung oder Senioren, um ihnen in einer Katastrophe schnell helfen zu können. Wenn ja, überlegen Sie, Ihren Angehörigen dort anzumelden.

- **Medizinische Informationen zugänglich machen:** Für Senioren oder schwer Kranke kann ein Notfall-Dokument sehr wichtig sein. Bewahren Sie einen Medikamentenplan und Befunde auf. Hierfür eignet sich u.a. die bekannte „Notfalldose" im Kühlschrank. Kennzeichnen Sie ggf. die Haustür mit einem kleinen Aufkleber, der Rettungskräften signalisiert, dass im Kühlschrank eine Notfalldose steht. Eine weitere Möglichkeit sind Armbänder, die wichtige Infos tragen, wie „Diabetiker" oder „Allergiker". So können Fremde oder Ersthelfer sofort erkennen, wenn besondere Umstände vorliegen. Diese Hilfen sind besonders hilfreich, wenn die Person nicht kommunizieren kann. Respektieren Sie die Würde der Betroffenen. Beziehen Sie Senioren in Entscheidungen mit ein. So fühlen sie sich ernst genommen.

- **Helfernetzwerk aufbauen:** Gerade bei mobilitätseingeschränkten oder pflegebedürftigen Angehörigen ist es wichtig, Helfer in der Hinterhand zu haben. Sprechen Sie mit Nachbarn, Freunden oder Verwandten, ob sie im Notfall beim Transport oder bei der Betreuung helfen können. Halten Sie auch Schlüssel bereit. Ein Wohnungsschlüssel bei einer Vertrauensperson in der Nähe kann Leben retten, damit Helfer im Notfall schnell Zugang zum Haus haben, wenn Sie selbst nicht verfügbar sind.

Mit Kindern über Notfälle sprechen

Offene Kommunikation ist der Schlüssel, um Kindern Sicherheit zu geben. Schon Kindergartenkinder dürfen kindgerecht erfahren, dass es Notfälle geben kann und vor allem, dass Hilfe da ist Experten raten, frühzeitig und ehrlich mit Kindern über Unglücke und Krisen zu sprechen, ohne Angst zu schüren. Wie gelingt dieser Balanceakt?

-   **Sachlich und liebevoll erklären:** Vermeiden Sie Horrorszenarien oder drastische Schilderungen. Stattdessen: Nüchtern erklären, was passieren *kann*. Heben Sie hervorheben, wer dann hilft. Z.B.: *„Wenn es brennt, kommt die Feuerwehr und löscht das Feuer, die kennen sich super aus."* oder: *„Wenn es Mama mal nicht gutgeht, rufen wir einen Krankenwagen, die Ärzte und Sanitäter dort können ihr helfen."* Dadurch verknüpfen Kinder das Thema Notfall automatisch mit dem Gedanken: *Da sind Leute, die uns retten.* Schon einem fünfjährigen Kind kann man erklären, wozu ein Feuerwehrauto da ist und warum die Feuerwehrleute so wichtig sind.

-   **Altersgerechte Begriffe nutzen:** Der „Feuerwehrmann Sam"- Cartoon kann Anknüpfungspunkt sein: *„Weißt du, so wie bei Feuerwehrmann Sam, der hilft, wenn…".* Ein Schulkind verträgt schon mehr Details und kann auch lernen, dass es amtliche Warnungen gibt oder was Sirenen bedeuten. Achten Sie darauf, Kinder nicht mit Informationen zu überfluten und warten Sie, ob Nachfragen kommen.

-   **Kinderfragen zulassen und ernst nehmen:** Oft haben Kinder eigene Vorstellungen von Gefahren, *„Kommt der Einbrecher beim Sturm?"* oder *„Was ist, wenn du mich im Rauch nicht findest?"*. Gehen Sie auf solche Fragen ein, ohne sie abzutun. Korrigieren Sie falsche Vorstellungen behutsam: *„Einbrecher und Sturm haben nichts miteinander zu tun, da brauchst du keine Angst zu haben".* Wenn ein Kind fragt *„Wird unser Haus überschwemmt?"*, antworten Sie ehrlich, aber beruhigend: *„Hier bei uns gab es noch nie so viel Wasser. Und selbst wenn, wir würden früh genug gewarnt und könnten wegfahren."* Durch solche Gespräche verarbeiten Kinder Ängste. Signalisieren Sie Gesprächsbereitschaft: *„Hast du noch Fragen dazu? Ist da etwas, was dir komisch vorkommt?"* Manche Kinder reden viel, andere müssen Informationen erst sacken lassen. Drängen Sie nicht, bleiben Sie aber verfügbar.

- **Positive Lösungsorientierung:** Vermitteln Sie das Gefühl: *Wir können etwas tun!* Das entschärft die Ohnmacht, die Angst macht. Betonen Sie die eigenen Fähigkeiten der Kinder: *„Du hast ja schon gelernt, wie man Hilfe ruft, super!"* oder *„Du kannst im Dunkeln toll mit der Taschenlampe umgehen, dann erschreckt dich ein Stromausfall nicht."* Solches Lob steigert das Selbstwertgefühl der Kinder und nimmt die Furcht vor dem Unbekannten. Gleichzeitig sollten Kinder wissen, dass Angst haben normal ist und sie jederzeit mit ihren Gefühlen zu Ihnen kommen können. Ein Satz wie *„Wir sind alle manchmal ängstlich, aber wir passen gegenseitig auf uns auf"* kann viel Trost geben.

- **Rituale und Spiele einbinden:** Spielerisches Lernen ist bei Kindern das A und O, auch bei ernsten Themen. Machen Sie Notfallübungen zu etwas Spannendem, nicht nur Ernstem. Zum Beispiel könnten Sie einen „Tag ohne Strom" ausrufen, an dem Sie bewusst abends alle Lampen auslassen und mit Kerzen und Taschenlampen ein „Abenteuer" daraus machen, natürlich gut vorbereitet. Oder veranstalten Sie hin und wieder einen Familien-Abenteuerabend, bei dem Sie z.B. zusammen die Notfallrucksäcke überprüfen. Rollenspiele sind, wie erwähnt, hervorragend geeignet, um Kindern die Scheu vor Notfallhandlungen zu nehmen. Einige Familien erfinden sogar *Geheim-Codes* oder *Lieder* für Notfallsituationen. Solche Rituale vermitteln Sicherheit. Wichtig: Lachen erlaubt! Wenn beim Probealarm irgendetwas Lustiges passiert (der Hund rennt mit dem kleinen Notfallrucksack eines Kindes davon...), darf das ruhig ein gemeinsames Familienerlebnis sein. Kinder, die gelernt haben, dass Notfallübungen auch Spaß machen können, verknüpfen weniger Angst mit dem Thema.

- **Medienkonsum moderieren:** In Zeiten von Internet und Fernsehen bekommen selbst Kinder schnell Bilder von Katastrophen mit, die sie verstören können. Begleiten Sie Ihre Kinder aktiv bei solchen Eindrücken. Ein Grundschulkind sollte z.B. Nachrichten über ein Zugunglück nicht allein anschauen. Sehen Sie es gemeinsam und erklären Sie, was getan wird, um den Menschen zu helfen. Schirmen Sie je nach Alter allzu grausame Details ab. Krisenthemen sind zwar wichtig, gehören aber behutsam vermittelt. Deshalb: lieber proaktiv zu Hause darüber reden, als dass Kinder sich alleine mit Halbwahrheiten ängstigen.

- **Vorbild sein:** Kinder orientieren sich stark an den Erwachsenen. Bewahren Sie selbst in Übungen oder kleineren echten Notfällen möglichst Ruhe und zeigen Sie ein *zuversichtliches Auftreten*. Natürlich darf man eigene Sorgen nicht komplett verstecken, aber wenn Ihr Kind merkt, dass Sie einen kühlen Kopf bewahren und lösungsorientiert bleiben, wird es dieses Verhalten spiegeln. Ein einfaches Ritual kann helfen: Tief durchatmen. Bringen Sie Ihren Kindern zum Beispiel bei: *„Wenn wir erschrocken sind, atmen wir einmal gaaaanz tief ein und aus, dann geht's besser und wir überlegen, was zu tun ist."* Solche Techniken geben Kindern ein Werkzeug gegen Panik an die Hand.

Zusammengefasst: Sprechen Sie früh und offen über Notfälle, aber immer mit Fokus auf Hilfe, Sicherheit und Handlungsfähigkeit. Ihre Kinder sollen wissen: *Ja, es kann etwas passieren, aber wir wissen dann, was zu tun ist und wir sind nicht allein.* Diese Gewissheit ist der beste Puffer gegen lähmende Angst.

Hilfsmittel, Checklisten und Vorlagen für die Familien-Notfallplanung

Zum Schluss möchte ich Ihnen noch praktische Hilfsmittel an die Hand geben, die Ihren Familien-Notfallplan ergänzen und im Ernstfall griffbereit sein sollten. Viele dieser Dinge können Sie vorbereiten und im Haushalt platzieren, sodass sie im Alltag präsent sind:

- **Notfall-Telefonliste als Aushang:** Wie oben beschrieben, ist eine Liste mit allen wichtigen Telefonnummern unabdingbar. Nutzen Sie die Vorlage in diesem Ratgeber, um Ihre persönliche Notfall-Telefonliste zu erstellen. Hängen Sie diese Liste an einer zentralen Stelle auf (Telefon, Kühlschrank). Achten Sie darauf, sie aktuell zu halten, damit im Notfall z.B. auch ein Babysitter sofort sieht, wen er anrufen kann. **Pro-Tipp:** Schreiben Sie auch die Adresse Ihres Wohnorts auf die Liste. In Panik kann ein Kind den Straßennamen vergessen.

- **Notfallplan-Ausdruck für Helfer:** Haben Sie Verwandte oder Nachbarn, die Ihren Notfallplan kennen sollten? Geben Sie einem davon eine Kopie Ihres Familien-Notfallplans. So kann im Ernstfall Auskunft gegeben werden. Zum Beispiel: Wer muss aus dem Haus geholt werden? Wo liegt der Zweitschlüssel? Dieses Dokument sollte kurz und übersichtlich sein.

- **Checklisten für Situationen:** Es kann hilfreich sein, für bestimmte Szenarien kleine Checklisten griffbereit zu haben. Zum Beispiel eine Checkliste „Stromausfall" an der Innenseite des Sicherungskastens: „1. Taschenlampe aus der Schublade nehmen. 2. Radio einschalten (Batterie oder mit Kurbel). 3. Tiefkühltruhe geschlossen lassen.". So vergisst man nichts Wesentliches in der Aufregung. Oder eine Checkliste „Haus räumen" neben der Wohnungstür: „Feuer aus? Fenster zu? Heizung aus? Haustiere mitnehmen? Wasser/Herd aus?". Solche Spickzettel entlasten das Gehirn im Stress.

- **Hilfsmittel zur Warnung und Information:** Statten Sie Ihren Haushalt mit Rauchmeldern und ggf. Kohlenmonoxid-Meldern aus und erklären Sie allen Familienmitgliedern deren Alarmton und Bedeutung. Installieren Sie auf den Smartphones der Familie die offizielle Warn-App (in Deutschland z.B. **NINA**), die bei Großschadenslagen Warnmeldungen schickt. So sind auch Teenager automatisch informiert. Ein klassisches Hilfsmittel ist das Batterie- oder Kurbelradio: Bewahren Sie es mit frischen Batterien an einem festen Platz auf, den alle kennen, um im Blackout Nachrichten hören zu können. Für Kinder können Sie ein *Notfall-Licht* ans Bett stellen, eine Taschenlampe oder ein Nachtlicht mit Batteriebetrieb, damit sie im Dunkeln sofort etwas Licht machen können, falls Sie nicht im Raum sind. Und vergessen Sie nicht altmodische Dinge wie eine Trillerpfeife: Diese kann Kindern um den Hals gehängt werden, wenn Sie in Menschenmengen unterwegs sind oder im Wald. So können sie auf sich aufmerksam machen, falls sie verloren gehen.

- **Vorbereitetes Unterhaltungsmaterial:** Klingt banal, ist aber für Familien wichtig: Halten Sie ein, zwei kleine Spiele, Malbücher oder Kuscheltiere in Ihrer Notfallausrüstung bereit. Wenn Sie z.B. in einer Evakuierungsunterkunft ausharren müssen oder der Strom stundenlang weg ist, werden Kinder quengelig. Ein Kartenspiel, Seifenblasen oder ein Vorlesebuch (gern etwas, das Trost gibt) wirken Wunder gegen Langeweile und Angst. Planen Sie diese *Seelentröster* bewusst mit ein.

Konkrete Vorlagen in diesem Ratgeber: Um Ihnen die Planung zu erleichtern, finden Sie im Anhang dieses Buches mehrere ausfüllbare Formulare und Vorlagen, die Sie nutzen können. Konkret enthalten sind:

- Checklisten & Merkblätter
- Familien-Notfallplan
- Notfallkontakt-Liste
- Notfall-Ausweis für Kinder

6. KRISENRESILIENZ – SO BLEIBT DIE FAMILIE MENTAL STARK

Krisen – ob Naturkatastrophen, Krankheit, Krieg oder andere Notfälle – stellen Familien vor extreme emotionale Herausforderungen. **Resilienz** bezeichnet die psychische Widerstandskraft, die Eltern und Kindern hilft, solche Belastungen zu bewältigen und sogar gestärkt daraus hervorzugehen. In diesem Kapitel erfahren Sie, was Resilienz ausmacht und wie Sie Ihre Familie mental krisenfest machen. Wir beleuchten, wie Eltern und Kinder unterschiedlichen Alters Angst, Stress und Unsicherheit erleben und überwinden können, welche Schutzfaktoren Familien stärken, und welche Übungen den Zusammenhalt und die seelische Stärke fördern. Zudem geben wir Ihnen Tipps zur Selbstfürsorge als Eltern, notfallpädagogische Ansätze aus echten Krisensituationen und Hinweise, wann und wo professionelle Hilfe wichtig wird. Die folgenden Ratschläge sind vertrauensvoll, beruhigend und lösungsorientiert, damit Ihre Familie emotional gut vorbereitet ist.

Was ist Resilienz und wie wirkt sie im Krisenfall?

Resilienz ist die Fähigkeit, trotz widriger Umstände psychisch gesund zu bleiben oder sich relativ schnell zu erholen. Wichtig: Es handelt sich nicht um eine feste Charaktereigenschaft, sondern um einen fortlaufenden Entwicklungsprozess. Manche Menschen, auch Kinder, kommen mit schweren Krisen erstaunlich gut zurecht, während andere stark darunter leiden. Fachleute nennen diese seelische Widerstandsfähigkeit Resilienz. Sie ist der Schlüssel dazu, ob belastende Situationen unsere psychische Gesundheit schwächen oder ob wir vielleicht sogar gestärkt aus Schwierigkeiten hervorgehen.

Resiliente Familien bewahren die Ruhe, unterstützen einander aktiv und vertrauen darauf, Herausforderungen gemeinsam zu meistern.

Sie wissen, auf welche inneren und äußeren Ressourcen sie zurückgreifen können. Resiliente Kinder *trauen sich*, über Gefühle zu sprechen, Hilfe zu suchen und an eigenen Lösungen mitzuarbeiten. Resiliente Eltern bleiben handlungsfähig, auch wenn die Umstände beängstigend sind, und vermitteln ihren Kindern Sicherheit. Dabei kann es durchaus sein, dass man in manchen Bereichen resilient reagiert, in anderen aber nicht. Zum Beispiel kommt ein Kind vielleicht gut mit der Umstellung des Alltags zurecht, reagiert aber sehr ängstlich auf unbekannte Geräusche. Resilienz bedeutet nicht, keine Angst oder Trauer zu empfinden, sondern trotz dieser Gefühle einen Weg zu finden, weiterzumachen. In einer Krise hilft Resilienz der Familie, emotional zusammenzuhalten und sich Schritt für Schritt an neue Gegebenheiten anzupassen, ohne psychisch zu zerbrechen.

Angst, Stress und Unsicherheit bewältigen – wie Kinder und Eltern Krisen erleben

Ein Notfall oder eine Ausnahmesituation löst verständlicherweise Angst, Stress und Unsicherheit aus. Bei Erwachsenen und Kindern gleichermaßen. Allerdings nehmen verschiedene Altersgruppen diese Gefühle unterschiedlich wahr und benötigen angepasste Unterstützung. Wichtig ist: *Niemand in der Familie sollte mit seinen Ängsten allein bleiben*, und alle Gefühle sind zuerst einmal in Ordnung und verständlich. Im Folgenden betrachten wir, wie Kleinkinder, Schulkinder, Teenager und Eltern auf Krisen reagieren können und was jeweils hilft, emotionale Ausnahmesituationen zu bewältigen.

- **Kleinkinder (ca. 0–5 Jahre):** Jüngere Kinder spüren die Anspannung der Erwachsenen sehr deutlich, auch wenn sie die Sachlage nicht verstehen. Sie können quengelig, anhänglich oder regressiv (z.B. wieder einnässen) reagieren. Wichtig sind körperliche Nähe und Routinen. Kleinkinder brauchen viel Zuwendung, Kuscheln und Ruhe, um sich sicher zu fühlen. Bleiben Sie *geduldig*, auch wenn das Kind weint oder trotzt. Es kann seinen Stress noch nicht anders bewältigen.

- **Kinder im Vorschul- und Grundschulalter:** Kinder ab etwa 6 Jahren stellen schon mehr Fragen und haben oft eine lebhafte Fantasie. Unbekannte Situationen, dunkle Notunterkünfte, fremde Menschen oder laute Sirenen, können sie sehr ängstigen. Hören Sie genau zu, was Ihr Kind beschäftigt, und beantworten Sie Fragen ehrlich, aber kindgerecht. Korrigieren Sie grobe Missverständnisse, aber ersparen Sie grausame Details. Oft hilft ein gemeinsames Gespräch im geschützten Rahmen. Signalisieren Sie durch Tonfall und Körpersprache Sicherheit. Versichern Sie Ihrem Kind: *„Wir sind zusammen und beschützen dich."* Geben Sie realistische Zuversicht: *„Die Helfer arbeiten daran, dass alles wieder gut wird"*. Rituale helfen auch hier enorm, zum Beispiel jeden Abend eine beruhigende Geschichte erzählen, um den Tag positiv abzuschließen.

- **Jugendliche:** Teenager verstehen in der Regel die Fakten einer Krise bereits ähnlich wie Erwachsene. Sie informieren sich vielleicht selbst über Medien und können durch die Fülle an schlimmen Nachrichten überwältigt werden. Gleichzeitig haben Jugendliche den Drang nach Autonomie, was Konfrontationen in Stresssituationen auslösen kann, beispielsweise wenn Ausgangssperren gelten oder sie Freunde und Freundinnen nicht treffen dürfen. Wichtig ist, Jugendliche ernst zu nehmen und in Lösungen einzubeziehen. *Bleiben Sie im Gespräch*, auch wenn der Teenager zunächst abblockt. Fragen Sie nach der Meinung Ihres Kindes: *„Was denkst du über die Lage? Was macht dir am meisten Sorgen?"* Teilen Sie Informationen offen und ehrlich, denn Jugendliche merken es, wenn man ihnen etwas vormacht. Geben Sie aber auch hier Hoffnung und einen Fokus auf das Machbare: Etwa indem Sie gemeinsam überlegen, wie man aktiv helfen kann, statt sich hilflos zu fühlen. Ältere Kinder und Jugendliche fühlen sich besser, wenn sie etwas tun können, sei es im Haushalt mehr Verantwortung zu übernehmen, einem jüngeren Geschwisterchen beizustehen oder sich an Hilfsaktionen zu beteiligen. Gleichzeitig brauchen Teenager weiterhin Rückhalt und stabile Familienzeiten, etwa gemeinsame Mahlzeiten, auch wenn sie es nicht immer zugeben.

- **Eltern:** Auch Eltern sind nicht frei von Angst und Stress. Im Gegenteil, Sie stehen unter doppelter Belastung die Situation selbst zu bewältigen und gleichzeitig stark für die Kinder zu sein. Erlauben Sie sich zunächst, Ihre eigenen Gefühle wahrzunehmen. Es ist normal, sich in Krisen traurig, wütend, hilflos oder überfordert zu fühlen. Suchen Sie gegebenenfalls einen *anderen* Erwachsenen zum Reden (Partner oder Partnerin, Verwandte, Freunde), um Ihre Ängste zu teilen. Versuchen Sie, Ihre eigenen Ängste nicht ungefiltert auf die Kinder zu übertragen, z.B. indem Sie panische Diskussionen vor den Kindern vermeiden oder den Nachrichtenkonsum einschränken, wenn die Kleinen anwesend sind. Nehmen Sie die Ängste Ihrer Kinder immer ernst. Reden Sie mit ihnen, hören Sie zu, trösten Sie. Zeigen Sie, dass *Gemeinsamkeit und Verbundenheit mit anderen Menschen stark macht.* Schon die Gewissheit, dass „wir als Familie zusammenhalten, egal was kommt" gibt Kindern enorme Sicherheit. Vermitteln Sie: *„Auch wenn wir nicht alles kontrollieren können, wir sind füreinander da und werden gemeinsam einen Weg finden."* Dieses Gefühl von Zusammenhalt ist ein Kern von **Familienresilienz**.

Schutzfaktoren für Familien: Bindung, Rituale, Selbstwirksamkeit, Humor

Die Resilienz einer Familie wird von verschiedenen Schutzfaktoren gestärkt. Darunter versteht man Eigenschaften, Gewohnheiten oder Haltungen, die wie ein seelischer Schutzschild in Krisen wirken. Folgende Aspekte haben sich als besonders wirksam erwiesen und können aktiv gefördert werden:

- **Enge Bindung:** Eine liebevolle, sichere Bindung zwischen Kindern und Bezugspersonen ist die Basis der Resilienz. Kinder, die spüren, dass ihre Eltern oder Betreuer sie vorbehaltlos unterstützen, haben in Krisen einen sicheren emotionalen Anker. Eine solche Bindung gibt Rückhalt und bestärkt positiv, sodass Kinder lernen, sich selbst und anderen zu vertrauen. Praktisch bedeutet das: Pflegen Sie bewusst die Beziehung zu

Ihrem Kind durch Zuhören, gemeinsame Zeit und verlässliche Fürsorge. Diese Grundsicherheit federt die Wucht einer Krise ab. In schwierigen Zeiten hilft es Kindern ungemein, wenn sie spüren: *Meine Eltern sind für mich da, ich kann mich auf sie verlassen.*

- **Rituale und Routinen:** Gemeinsame Rituale strukturieren den Alltag und vermitteln Sicherheit, Orientierung und Stabilität. Ein Ritual kann einfach sein, z.B. das tägliche Abendessen um dieselbe Uhrzeit mit einem bestimmten Ablauf, wie etwa einem Tischspruch. Jede Familie hat Rituale, ob bewusst oder unbewusst. Vom Gutenachtkuss, dem Sonntagsausflug bis zu Festtagsbräuchen. In einer Krise geben Rituale den Kindern das beruhigende Gefühl: *Es gibt noch Dinge, auf die man sich verlassen kann.* Sie stiften Identität und Zusammenhalt. Dieses fest eingeplante Beisammensein half, die Sorgen der Woche abzuschütteln und etwas Normalität herzustellen. Pflegen Sie also Ihre Familientraditionen weiter, oder schaffen Sie neue, die in die aktuelle Lage passen. Selbst kleine Rituale können viel Trost und Kontinuität spenden.

- **Selbstwirksamkeit:** Dieser etwas sperrige Begriff bedeutet, die Überzeugung schwierige Situationen aus eigener Kraft bewältigen zu können. Wer sich selbstwirksam fühlt, verfällt in Krisen weniger in Hilflosigkeit, sondern packt an oder sucht gezielt Hilfe. Kinder entwickeln Selbstwirksamkeit, wenn sie Erfolgserlebnisse haben und lernen Rückschläge zu meistern. Geben Sie Ihrem Kind altersgerechte kleine Aufgaben, bei denen es mitentscheiden oder mithelfen kann. Wichtig ist auch der Umgang der Familie mit Problemen: Wird gemeinsam nach Lösungen gesucht und werden Fehler als Lernchancen gesehen, wächst der Glaube an die eigenen Kompetenzen. In der Praxis kann das heißen: Lassen Sie Ihr Schulkind im Krisenfall einen Teil der Planung übernehmen: *„Welche Dinge sollen wir zusammen einpacken? Mach du doch eine Liste für uns.".* Oder ermutigen Sie Ihr Teenager-Kind, eine eigene Idee zur Bewältigung einzubringen. Loben Sie ausdrücklich Anstrengungen und kleine

Fortschritte. So erfahren Kinder: *„Ich kann etwas tun."*. Dieses Gefühl von Kontrolle über das eigene Handeln ist in unsicheren Zeiten Gold wert.

- **Humor:** *„Lachen ist die beste Medizin"*. Tatsächlich ist Humor ein erstaunlich wirksamer Resilienz-Faktor. Natürlich ist an einer Krise nichts lustig. Doch die Fähigkeit, trotz allem hin und wieder zu lachen, kann verspannte, angsterfüllte Situationen auflösen und für Entlastung sorgen. Humor schafft eine innere Distanz zum Problem. Wenn es gelingt, über kleine Missgeschicke oder absurde Momente zu schmunzeln, nimmt das der Lage etwas von ihrem bedrohlichen Ernst. Familien, die gemeinsam lachen, öffnen sich einander und fühlen sich verbunden. Man rückt emotional näher zusammen, was Stärke gibt. Außerdem hilft eine Prise Humor Perfektionsansprüche loszulassen und seine Schwächen zu akzeptieren, anstatt sich verrückt zu machen. Konkret können Sie Humor nutzen, indem Sie z.B. bewusst *lustige Ablenkungen* schaffen: einen Spieleabend mit viel Kichern, alberne Wettläufe im Wohnzimmer, Grimassenschneiden mit den Kleinen. Oder durch Kreativität: Manche Familien dichten spaßige Liedtexte über ihre Situation oder führen kleine Comedy-Szenen auf, etwa „Die Pannen des Tages". Wichtig ist, dass der Humor *niemanden verletzt*, sondern liebevoll bleibt. Gemeinsames Lachen setzt Stresshormone herab und schüttet Wohlfühlhormone aus. Es ist also tatsächlich ein kleines Gegenmittel gegen Angst im Körper. Eine humorvolle, gelassene Grundhaltung der Eltern wirkt sich positiv auf die Kinder aus. Das heißt nicht, Probleme wegzulächeln, sondern sich kleine Inseln der Leichtigkeit zu erlauben.

Diese Schutzfaktoren – Bindung, Rituale, Selbstwirksamkeit und Humor – können im Familienalltag gezielt gestärkt werden, auch schon bevor eine Krise eintritt. Sie bilden das seelische Polster, auf das Ihre Familie im Ernstfall zurückgreifen kann. Im nächsten Abschnitt stellen wir Ihnen dafür einige praktische Übungen und Rituale vor.

Hilfsangebote und psychologische Unterstützung

So sehr eine Familie mit eigener Kraft vieles bewältigen kann, manchmal reichen die eigenen Mittel nicht aus. Scheuen Sie sich nicht, Hilfe von außen anzunehmen, wenn Sie oder Ihr Kind seelisch an die Grenzen kommen. Es ist kein Zeichen von Schwäche, sondern von Vorsorge und Fürsorge.

Achten Sie auf *Warnsignale*, dass professionelle Unterstützung nötig sein könnte. Zum Beispiel, wenn ein Kind trotz aller Bemühungen über längere Zeit stark leidet: häufige Albträume, anhaltende Angstzustände, sozialer Rückzug, aggressive Ausbrüche oder sogenannte Regressionssymptome: das Kind fällt in früheres Verhaltensmuster zurück, z.B. Dauernässen, Baby-Sprache. Wenn Ängste den Alltag überschatten, etwa der Schulbesuch nicht mehr möglich ist, weil das Kind vor Angst nicht aus dem Haus will, sollten Eltern sich an eine Fachperson wenden. Das gilt auch, wenn körperliche Beschwerden auftreten. Hinter chronischen Kopf- oder Bauchschmerzen, wenn keine organische Ursache gefunden wird, steckt oft psychischer Stress. *Zögern Sie nicht, Hilfe zu holen, wenn Sie sich um die psychische Gesundheit Ihres Kindes sorgen.* Womöglich fällt es Ihrem Kind sogar leichter, sich einer außenstehenden Person anzuvertrauen. Das können Kinder- und Jugendpsycholog*innen oder Psychotherapeut*innen sein. In vielen Städten gibt es auch Erziehungsberatungsstellen oder schulpsychologische Dienste, die Anlaufstellen bei Krisen bieten.

Auch Eltern dürfen Hilfe suchen. Wenn Sie selbst das Gefühl haben, die Situation wächst Ihnen über den Kopf, Sie fühlen sich dauerhaft überfordert, verzweifelt oder vielleicht depressiv, wenden Sie sich an Ihren Hausarzt oder an eine psychologische Beratungsstelle. Es gibt in akuten seelischen Notlagen auch Krisendienste und Hotlines, die rund um die Uhr erreichbar sind. Scheuen Sie nicht, diese zu nutzen. Ein entlastendes Gespräch mit einer geschulten Person kann viel Druck nehmen und erste Schritte weisen. Manchmal hilft schon ein Gespräch mit jemand Außenstehendem, der die Situation sachlich einschätzt und Tipps gibt.

Hilfsangebote im Überblick (in Deutschland anonym und kostenlos):

- **Nummer gegen Kummer – Elterntelefon:**
  ☎ 0800 – 111 0 550
  Beratung für Eltern und Erziehende von geschultem Personal
  Egal ob Erziehungsprobleme, Familienstress oder akute Krise, hier finden Sie ein offenes Ohr und praktische Ratschläge.
  Mo, Mi, Fr 9 - 17 Uhr und **Di, Do 9 - 19 Uhr**

- **Nummer gegen Kummer – Kinder- und Jugendtelefon:**
  ☎ 116 111
  Beratung für Kinder und Jugendliche von geschultem Personal
  Ob Angst, Kummer, Konflikte oder auch Fragen zu Themen wie Mobbing oder Missbrauch, all diese Themen möchten Kinder und Jugendliche manchmal Ihnen gegenüber nicht ausdrücken. Bei ausreichendem Alter sollten Kinder grundsätzlich auf diese Nummer aufmerksam gemacht werden.
  Mo - Sa 14 - 20 Uhr

- **Telefonseelsorge:**
  ☎ 0800 – 111 0 111   /   0800 – 111 0 222   /   116 123
  Beratung für ALLE in einer seelischen Krise unabhängig von Alter oder Geschlecht
  Zuhören, trösten oder gemeinsam überlegen, wie es weitergehen kann.
  24 Stunden täglich

- **Weitere Anlaufstellen:**
  Spezialisierte Hotlines für Betroffene und Angehörige
  Hilfetelefon „Gewalt gegen Frauen"   ☎ 116 016
  Hilfetelefon bei sexuellem Missbrauch   ☎ 0800 22 55 530

- ➤ **Therapeutische Hilfe vor Ort:**
  Bei anhaltenden psychischen Problemen kann eine Therapie notwendig sein. Diese kann im ambulanten oder stationären Setting, also in psychiatrischen Kliniken, Traumaambulanzen oder bei niedergelassenen Therapeut*innen, stattfinden. Oft kann mithilfe einer frühzeitigen Psychotherapie, bspw. bei einer akuten Belastungsreaktion, eine Posttraumatische Belastungsstörung (PTBS) verhindert werden. Holen Sie sich daher frühzeitig Rat, denn eine Krisenintervention kann auch vorbeugen.
  Wichtige Alarmsignale:
  Albträume, Flashbacks, Vermeidungsverhalten, extrem übererregt, regressives oder selbstschädigendes Verhalten, sowie Substanzmissbrauch

- ➤ **Notruf: ☎112**
  Bei **akuten Selbstmordgedanken**, wenn umgehend professionelle Hilfe nötig ist

Krisen gehen vorüber, doch die seelischen Spuren können lange bleiben, wenn man sie unbehandelt lässt. Sprechen Sie miteinander, halten Sie zusammen, und holen Sie sich Hilfe, wenn es nötig ist. Und denken Sie daran:

Hilfe zu suchen ist kein Zeichen von Schwäche, sondern von Stärke!

Genau das vermitteln resiliente Familien ihren Kindern: Es gibt immer einen Weg und Menschen, die einen begleiten. Mit Liebe, Mut und Zuversicht kann Ihre Familie auch außergewöhnlich schwere Zeiten bewältigen.

7. DER 7-TAGE-PLAN ZUR KRISENFESTIGKEIT

In diesem Kapitel begleiten wir Sie mit einem praktischen 7-Tage-Plan, um Ihre Familie Schritt für Schritt krisenfest zu machen. Jeden Tag einen Themenblock, so erreichen Sie bereits mit **30 - 60 Minuten täglich** spürbare Fortschritte.

Tag 1: Grundlagen schaffen – Bestandsaufnahme & Planung

Tagesziele: Familienmitglieder einbeziehen, Risiken verstehen und eine Bestandsliste erstellen.

Heute legen wir das Fundament Ihrer Vorsorge. Wir verschaffen uns zunächst einen Überblick: Was haben Sie bereits für den Notfall vorrätig, und was fehlt noch? Wir machen gemeinsam eine Bestandsaufnahme und planen die nächsten Schritte.

To-Dos für Tag 1:

1. **Familienrunde (ca. 15 Min):** Setzen Sie sich mit allen Haushaltsmitgliedern zusammen. Erklären Sie in ruhigem Ton, warum ihr euch diese Woche mit Notfallvorsorge beschäftigt. Betonen Sie, dass es *zur Sicherheit aller* dient – so wie man einen Rauchmelder hat, ohne jeden Tag ans Feuer zu denken.

   Tipp: Binden Sie auch Kinder mit ein. Fragen Sie in die Runde, welche Notfälle jedem spontan einfallen (Stromausfall, Unwetter, etc.) und hören Sie aufmerksam zu. So fühlen sich alle ernst genommen und motiviert mitzumachen.

2. **Risiko-Check zuhause (ca. 10 Min):** Gehen Sie anschließend gemeinsam durch: *Welche Notfallszenarien könnten uns am ehesten betreffen?* Wohnen Sie in einer Gegend mit häufigen Unwettern oder Überschwemmungen? Gibt es in der Nähe Industrieanlagen (Chemieunfall) oder sind Winterstürme wahrscheinlich? Notieren Sie 2–3 Szenarien, die für

Ihre Familie relevant sein könnten. Sie müssen keine detaillierte Risiko-analyse erstellen, Sie sollen nur ein Gefühl dafür bekommen, *wogegen* Sie sich vorbereiten. Dieses Bewusstsein hilft Ihnen, die kommenden Schritte gezielt an Ihre Lage anzupassen.

3. **Notfall-Ordner anlegen (ca. 5 Min):** Legen Sie einen Notfallordner oder eine Mappe bereit. Hier sammeln Sie im Laufe der Woche alle wichtigen Dokumente, Listen und Pläne. Sie finden am Ende des Ratgebers entsprechende Seiten zum Ausfüllen. Heute genügt es, einen leeren Ordner bereitzulegen, füllen werden wir ihn nach und nach. Überlegen Sie gemeinsam welcher gut zugängliche Ort, am geeignetsten ist.

Tagesabschluss: Sie haben heute den Grundstein gelegt. **Herzlichen Glückwunsch**, die erste Etappe ist geschafft. Sie wissen nun, welche Vorsorgemaßnahmen für *Ihre* Familie wichtig sind und haben alle an Bord geholt. Das war ein wichtiger Schritt. Morgen kümmern wir uns darum, *Lebensmittel- und Wasservorräte* anzulegen, damit Sie im Notfall genug zu essen und zu trinken haben.

Tag 2: Lebensmittel- & Wasservorräte

Tagesziele: Wasservorrat sicherstellen und Nahrungsmittelvorrat für mindestens 7 Tage planen.

Heute schauen wir gemeinsam, dass genügend Essen und Trinken für den Ernstfall vorhanden ist. Keine Angst, Sie müssen jetzt nicht die ganze Küche umkrempeln oder Unmengen kaufen. Vielmehr optimieren wir das, was Sie schon haben, und planen gezielt, was fehlt.

To-Dos für Tag 2:

1. **Wasservorrat berechnen (ca. 10 Min):** Sauberes Trinkwasser ist das A und O. Überlegen Sie zunächst: *Wie viel Wasser braucht unsere Familie für 7 Tage?* Berechnen Sie den minimalen Wasserbedarf Ihrer Familie. Denken Sie auch an zusätzlichen Wasserbedarf für einfache Hygiene, wie Zähne putzen und Hände waschen. Hier können Sie grob weitere 5 Liter pro Tag für alle zusammen einplanen.

   Rechenbeispiel: 2 Erwachsene, 2 Kinder (7, 10 J.)
   Trinken & Kochen: 2 l/d x 7 d x 2 Personen + 1,5 l/d x 7 d x 2 Kinder = 49 l
   Gesamt: 5 l/d x 7 d + 49 l = 84 l

   Schauen Sie nun nach, wie viel Wasser Sie bereits zu Hause haben: Zählen Sie alle Wasserflaschen, Getränkekisten und gefüllten Kanister. Notieren Sie die vorhandene Menge und wie viel Sie ergänzen müssen.

   Tipp: Vergessen Sie nicht, Wasser für eventuell notwendige Babynahrung und Haustiere mit einzurechnen! Markieren Sie Ihre Wasserbehälter mit dem Fülldatum, um den Überblick über die Haltbarkeit zu behalten, da Leitungswasser zum Trinken oder Kochen alle 6 Monate ausgetauscht werden sollte.

2. **Lebensmittelvorrat prüfen (ca. 20 Min):** Nun geht es an die Lebensmittel. Öffnen Sie Ihren Vorratsschrank und prüfen Sie alle haltbaren Lebensmittel, die Sie für den Notfall lagern. Haben Sie genug für etwa 7 Tage pro

Person? Orientieren Sie sich an dem, was Ihre Familie gern isst und was lange haltbar ist. Typische Vorratshelden sind z. B. Nudeln, Reis, Hülsenfrüchte, Konservendosen (Gemüse, Suppen, Eintöpfe), Haferflocken, Knäckebrot, Nüsse, Trockenfrüchte und Honig oder Marmelade. Schauen Sie auch nach Proteinquellen: Vielleicht Thunfisch- oder Bohnenkonserven, haltbare Wurst im Glas oder in der Dose. Überprüfen Sie alles auf Haltbarkeitsdatum. Abgelaufene oder bald ablaufende Lebensmittel notieren Sie, um sie baldmöglichst zu verbrauchen und zu ersetzen. Achten Sie darauf, persönliche Bedürfnisse zu berücksichtigen: Braucht jemand glutenfreie Kost? Gibt es Lieblingsspeisen Ihrer Kinder, die in schweren Zeiten trösten könnten? Notieren Sie, was vorhanden ist und was ergänzt werden sollte.

3. **Besonderes berücksichtigen (ca. 5 Min):** Denken Sie bei der Vorratsplanung auch an besondere Bedürfnisse in Ihrem Haushalt. Haben Sie ein Baby? Dann gehören Babynahrung und Milchpulver in Ihren Vorrat. Sind Senioren dabei? Vielleicht benötigen sie spezielle Diätlebensmittel oder extra Trinknahrung. Haustiere nicht vergessen: Trocken- oder Dosenfutter für Ihre Vierbeiner sollte ebenfalls für einige Tage vorrätig sein. Schreiben Sie diese speziellen Posten ebenfalls auf Ihre Liste, falls Sie hier noch etwas besorgen müssen. Es geht darum, dass wirklich alle Familienmitglieder gut versorgt sind.

4. **Einkaufsliste erstellen (ca. 10 Min):** Nehmen Sie sich jetzt Ihre Notizen aus Schritt 1–3 vor und schreiben Sie daraus eine Einkaufsliste. Gruppieren Sie die Liste ruhig nach Kategorien: Wasser, Lebensmittel und Spezialbedarf. So behalten Sie den Überblick. Planen Sie, diese Einkäufe in den nächsten Tagen zu erledigen oder Sie bestellen einen Teil online.

   Wichtig ist: Sie müssen nicht alles auf einmal kaufen. Priorisieren Sie: Was fehlt *dringend*, was kann evtl. nächste Woche ergänzt werden?

5. **Vorräte sinnvoll lagern (ca. 5 Min):** Überlegen Sie abschließend kurz, wo und wie Sie die zusätzlichen Vorräte lagern. Ein guter Lagerort ist kühl, trocken und dunkel, wie eine Abstellkammer oder ein trockener Keller. Stellen Sie schwere Wasserkanister sicher auf den Boden und Lebensmittel nach vorne, die als nächstes verbraucht werden sollen (FIFO-Prinzip).

Tipp: Notieren Sie sich im Kalender, alle 6–12 Monate die Vorräte zu prüfen und aufzufrischen (z. B. im Frühjahr und Herbst). So bleibt Ihr Notvorrat dauerhaft frisch. Diese Erinnerung können Sie heute schon im Handy einstellen oder im Familienkalender markieren.

Tagesabschluss: Gut gemacht! Ihr Haushalt ist nun auf dem besten Weg, in Sachen Essen und Trinken abgesichert zu sein. Sie haben heute dafür gesorgt, dass Ihre Familie auch ohne Einkauf einige Tage gut über die Runden kommt – das gibt ein beruhigendes Gefühl, nicht wahr? Morgen kümmern wir uns um *Notfallgepäck und Ausrüstung,* damit Sie auch für einen Stromausfall oder eine eventuelle Evakuierung gerüstet sind.

Tag 3: Notfallgepäck und Ausrüstung vorbereiten

Tagesziele: Einen Notfallrucksack packen und wichtige Notfallausrüstung im Haus checken.

Heute kümmern wir uns um das praktische Notfallgepäck und die Ausrüstung. Stellen Sie sich vor, es gäbe einen Stromausfall oder Sie müssten das Haus kurzfristig verlassen. *Welche Dinge möchten Sie dann griffbereit haben?* Genau darum geht es heute. Wir packen einen Notfallrucksack oder -tasche und überprüfen wichtige Ausrüstungsgegenstände im Haushalt. Vieles haben Sie bestimmt schon irgendwo im Schrank liegen. Heute bringen wir systematisch alles zusammen, was im Ernstfall Gold wert ist.

To-Dos für Tag 3:

1. **Notfallausrüstung im Haus prüfen (ca. 15 Min):** Machen Sie einen Rundgang durch Ihr Zuhause und kontrollieren Sie die allgemeine Notfallausrüstung:

   - Haben Sie genug **Taschenlampen**? Ideal ist mindestens eine funktionierende Taschenlampe pro Etage oder pro Schlafzimmer. Überprüfen Sie, ob die Batterien frisch sind und lagern Sie Ersatzbatterien griffbereit *daneben*. Wenn Sie Stirnlampen haben, umso besser.

   - **Licht & Wärme:** Legen Sie eine kleine Auswahl an Kerzen, Zündmitteln und Outdoor-Lichtern, kindersicher verstaut, bereit. Auch ein Campinglicht kann hilfreich sein. Für einen Stromausfall im Winter ist es gut, genügend warme Decken oder Schlafsäcke parat zu haben.

   - **Kochen:** Falls Sie im Notfall kochen müssen: Haben Sie einen Campingkocher mit Gaskartuschen oder einen Spirituskocher? Wenn ja, wissen alle Erwachsenen, wo er ist und wie er funktioniert? Andernfalls planen Sie kalte Speisen ein, die auch ohne Kochen verzehrt werden können.

- **Feuerlöscher & Rauchmelder:** Prüfen Sie, ob ein Feuerlöscher in der Wohnung ist und jeder weiß, wo er steht. Testen Sie kurz die Rauchmelder durch Drücken der Testtaste. Sicherheit geht vor, und so ein Check dauert nur Sekunden.

Notieren Sie alles, was fehlt oder nicht funktioniert, auf Ihrer laufenden Liste. So haben Sie einen klaren Überblick, welche Ausrüstung ggf. noch anzuschaffen oder zu warten ist.

2. **Notfallrucksack packen (ca. 20 Min):** Nehmen Sie einen robusten Rucksack oder eine Reisetasche, der/die ab jetzt als Notfallgepäck dient. Im Anhang finden Sie eine praktische Checkliste (S. 107). Sammeln Sie gemeinsam folgende essenzielle Inhalte:

- **Dokumente:** Legen Sie Kopien der wichtigsten Dokumente für alle Familienmitglieder bereit (Personalausweis, Reisepass, Versicherungsunterlagen, Impfpass, etc.).
- **Geld:** Etwas Bargeld in kleiner Stückelung (für den Fall, dass Kartenzahlung nicht möglich ist).
- **Erste Hilfe:** Ein Erste-Hilfe-Set (Details siehe Tag 4) und persönliche Medikamente, die regelmäßig gebraucht werden.
- **Ausrüstung:** Taschen- oder Stirnlampe mit Ersatzbatterien, UKW-Radio (Batterie oder Kurbel), geladene Powerbank, Taschenmesser/Multitool, Feuerzeug/Streichhölzer (wasserdicht verpackt) und eine Trillerpfeife, um im Notfall auf sich aufmerksam zu machen.
- **Verpflegung:** Einige Trinkwasserflaschen und haltbare Snacks (z. B. Energieriegel, Studentenfutter, Kekse).
- **Kleidung:** Ein Satz wetterfeste Wechselkleidung pro Person inkl. Unterwäsche und Socken. Für Babys Wechselbodys und Wickelsachen.
- **Hygiene:** Kleine Reise-Kulturbeutel mit Zahnbürste, Zahnpasta, Feuchttüchern, Seife, Desinfektionsgel, Toilettenpapier (eine Rolle flach gedrückt) und ggf. Damenhygiene-Artikel.

- **Sonstiges:** Notizblock und Stift, ggf. ein Lieblingskuscheltier oder ein kleines Spiel zur Beruhigung der Kinder, sowie Kopien von wichtigen Schlüsseln.

Verstauen Sie diese Dinge gut geordnet im Gepäck. So sind sie im Notfall schnell griffbereit. Auch die Kinder können helfen, Sachen bereitzulegen. **Tipp:** Bewahren Sie den Rucksack an einem festen Platz in der Nähe der Haustür auf, damit er im Notfall schnell greifbar ist.

3. **Besondere Bedürfnisse packen (ca. 10 Min):** Ergänzen Sie Ihr Notfallgepäck um **persönliche Dinge**, die auf Ihre Familie zugeschnitten sind:

- Für **Babys/Kleinkinder:** Schnuller, Kuscheltier, ein Bilderbuch oder kleines Spielzeug zur Beruhigung. Ein Babytragetuch für die Mobilität kann ebenfalls hilfreich sein.
- Für **Kinder:** Vielleicht ein Kartenspiel, Malbuch und Stifte oder ein besonderes kleines Spiel, das Ängste nehmen kann. Eventuell Kopfhörer mit Lieblingsmusik auf einem alten Handy/MP3-Player (inkl. Batterien).
- Für **Senioren:** Ersatz-Lesebrille, Hörgeräte-Batterien, ggf. Gehstock-Käppchen, persönliche Medikamente samt Dosierer für ein paar Tage.
- **Haustiere:** Stellen Sie etwas Tierfutter, Leine, Maulkorb und Transportbox bereit. Ein vertrautes Spielzeug oder eine Decke kann Tieren Stress nehmen.
- **Unterhaltung & Trost:** Überlegen Sie, ob es ein „Trostobjekt" gibt, z. B. ein Foto der Familie oder ein Glücksbringer machen in der Krise Mut. Solche Dinge sind nicht überlebenswichtig, aber sie spenden *emotionalen Halt*.

Diese individuell abgestimmten Gegenstände sorgen dafür, dass der Notfallrucksack nicht nur das Überleben sichert, sondern auch den Komfort und die Zuversicht aller Familienmitglieder stärkt.

4. **Ablageort festlegen & merken (ca. 5 Min):** Entscheiden Sie einen festen Platz für Ihren Notfallgepäck und die Ausrüstung. Ideal ist ein Ort in Haustürnähe, den jeder im Haushalt kennt, z. B. die Garderobe neben der Haustür oder der Abstellraum nahe dem Ausgang. Kommunizieren Sie in der Familie: *„Der Notfallrucksack steht ab jetzt immer hier."* So geht im Ernstfall keine Zeit mit Suchen verloren.
   Tipp: In einer großen Familie sollten Sie überlegen, ob jeder Erwachsene einen Rucksack hat oder ob es einen Haupt-Rucksack gibt und kleinere für Kinder, je nach Alter.

Wichtig: Nichts aus dem Gepäck entwenden, was nicht umgehend wieder ersetzt wird! Wenn doch mal jemand den Riegel nascht – kein Drama, aber bitte morgen ersetzen.

Tagesabschluss: Klasse! Ihr Notfallgepäck ist gepackt und die Ausrüstung überprüft! Das bedeutet, Sie könnten nun theoretisch sofort aufbrechen, wenn es notwendig wäre **und** Sie kommen zu Hause auch einige Zeit ohne Strom zurecht. Morgen kümmern wir uns um die *Gesundheit.* Wir bringen Ihre Hausapotheke und Hygiene-Vorsorge auf Vordermann, damit Sie medizinisch abgesichert sind.

Tag 4: Medizinische Versorgung und Hygiene sicherstellen

Tagesziele: Hausapotheke durchsehen, notwendige Medikamente bereitstellen und Hygienevorrat prüfen.

Heute kümmern wir uns um die Gesundheit: Ihre Hausapotheke, Medikamente und Hygieneartikel. Es ist beruhigend zu wissen, dass Sie bei kleineren Verletzungen sofort helfen können und das genügend Hygieneartikel vorhanden sind. Mit einer gut bestückten Hausapotheke sind Sie vorbereitet. Ebenso sorgen Sie dafür, dass es Ihrer Familie an Sauberkeit und grundlegender Hygiene nicht mangelt, selbst wenn mal Wasser oder Strom knapp sind.

To-Dos für Tag 4:

1. **Hausapotheke prüfen (ca. 15 Min):** Nehmen Sie Ihre Hausapotheke (Verbandkasten und Medikamentenschrank) zur Hand. Breiten Sie den Inhalt auf dem Tisch aus und verschaffen Sie sich einen Überblick:

   - **Verbandsmaterial:** Sind genügend Pflaster in verschiedenen Größen, sterile Verbandstücher, Mullbinden, Wundkompressen und Verbandklammern da? Schauen Sie auch nach einer elastischen Binde für Verstauchungen und einem Dreiecktuch.

   - **Desinfektion:** Haben Sie Wunddesinfektionsmittel oder Alkoholtupfer? Wie sieht es mit Handdesinfektionsmittel aus?

   - **Hilfsmittel:** Fieberthermometer, Schere, Pinzette für Splitter, Einmalhandschuhe.

   - **Medikamente:** Schauen Sie, welche Medikamente für Erwachsene *und* Kinder vorhanden sind: Schmerzmittel/Fiebermittel, Mittel gegen Durchfall und Erbrechen, Elektrolytpulver, Salben, wie Wund- und Heilsalbe, Brandsalbe, ggf. kühlendes Gel für Insektenstiche, entzündungshemmende Salbe für Prellungen.
   Tipp: Achten Sie auf eine altersgerechte Darreichungsform.

- **Check Haltbarkeit:** Sortieren Sie konsequent alles aus, was abgelaufen ist. Notieren Sie dies auf einer Liste, um sie zu ersetzen. Medikamente, die kurz vor Ablauf sind, markieren Sie, damit Sie diese zeitnah erneuern.

Nutzen Sie gern die Informationen aus Kapitel 4 als Anhaltspunkt, was alles in eine gut ausgestattete Hausapotheke gehört. Nach dieser Bestandsaufnahme wissen Sie genau, ob Ihre Hausapotheke vollständig ist.

2. **Vorrat an Medikamenten sicherstellen (ca. 10 Min):** Überlegen Sie nun, welche Medikamente in Ihrem Haushalt lebenswichtig oder regelmäßig einzunehmen sind. Das betrifft vor allem rezeptpflichtige Arznei für chronische Krankheiten, wie Insulin, Blutdruckmittel oder Asthmaspray, oder essentielle Hilfsmittel, wie Inhalatoren. Stellen Sie sicher, dass Sie von diesen Medikamenten einen kleinen Notvorrat haben, idealerweise für 1–2 Wochen, falls die Apotheke nicht erreichbar ist. Bewahren Sie eine Kopie des Medikamentenplans im Notfallordner auf.

3. **Hygiene- und Sanitärbedarf auffüllen (ca. 10 Min):** Gehen Sie Ihren Hygienevorrat durch, sodass Sie und Ihre Familie die Möglichkeit haben gesund und sauber zu bleiben:

- **Körperpflege:** Haben Sie ausreichend Seife, Duschgel, Shampoo? Im Notfall reichen Feuchttücher und Seife, aber ein kleiner Vorrat Lieblingsduschgel hebt die Stimmung nach ein paar Tagen Krise enorm.
- **Zahnpflege:** Genug Zahnpasta und Ersatz-Zahnbürsten? Zahnhygiene sollte auch in Krisenzeiten nicht vernachlässigt werden.
- **Toilettenpapier:** Haben Sie einen Pack extra? Ebenso nützlich: Feuchttücher oder Babytücher, falls Wasser knapp ist.
- **Frauenhygiene:** Menstruationstasse /-scheibe, Binden oder Tampons auf Vorrat für mindestens einen Zyklus.
- **Babypflege:** Genügend Windeln, Wundschutzcreme, Feuchttücher, ggf. Töpfchen/Not-Toilettenlösung für Kleinkinder.

- **Allgemeine Reinigung:** Müllbeutel (auch für Not-Toilette), Desinfektionstücher, Allzweckreiniger, Haushaltshandschuhe.
- **Masken:** Ein paar FFP2- oder OP-Masken sowie Einmalhandschuhe.
- **Toiletten-Notlösung:** Falls die Wasserversorgung ausfällt, ist es gut, einen Eimer mit Deckel und Müllbeuteln als improvisierte Toilette einrichten zu können. Haben Sie so etwas griffbereit?

Notieren Sie auch hier, was fehlt. Oft merkt man erst beim Überprüfen: Oje, die letzte Packung Windeln ist fast leer oder es sind nur noch zwei Rollen Klopapier da. Macht nichts, dafür haben wir ja jetzt die Liste, um rechtzeitig für Nachschub zu sorgen.

4. **Nachkaufliste aktualisieren (ca. 5 Min):** Nehmen Sie sich zum Schluss noch einmal Ihre Einkaufsliste (von Tag 2 und Tag 3) zur Hand und ergänzen Sie alle heute festgestellten Lücken: Medikamente, Verbandszeug, Hygieneartikel. Priorisieren Sie, was dringend ist und was vielleicht in den nächsten Wochen angeschafft werden kann. Fehlt z.B. ein wichtiges Medikament, hat dies absolute Priorität.

Tagesabschluss: Fantastisch! Sie haben nun dafür gesorgt, dass Ihre Familie **medizinisch und hygienisch** abgesichert ist. Von Pflaster bis Fieberzäpfchen, von Seife bis Windeln ist jetzt alles im Blick. Das beruhigt ungemein, denn gerade Krankheit oder Unwohlsein in Krisenzeiten kann belasten. Sie haben vorgesorgt, und das gibt Kraft! Morgen erstellen wir den *Notfallplan und Notfallkontakte*, damit im Ernstfall jeder weiß, was zu tun ist und wen man kontaktieren kann.

Tag 5: Notfallkontakte sammeln und Notfallplan erstellen

Tagesziele: Notfall-Kontaktliste ausfüllen und einen Familien-Notfallplan aufstellen (inkl. Treffpunkte und Aufgabenverteilung).

Heute steht die Planung im Mittelpunkt: Sie erstellen Ihren individuellen Notfallplan und tragen alle wichtigen Notfallkontakte zusammen. Es geht um klare Absprachen und Informationen. Stellen Sie sich vor, jeder in der Familie wüsste genau, was zu tun ist, selbst wenn Sie einmal nicht zu Hause sind – genau das erreichen wir heute. Am Ende dieses Tages haben Sie einen Plan an der Hand, der Ihnen sagt *wer, was, wann* im Notfall zu tun hat. Entscheiden Sie sich zuerst, ob Sie den Plan digital oder handschriftlich erstellen wollen. Sie können hierfür auch gerne den Anhang (ab S. 113) nutzen. Es bietet sich dabei an eine Kopie zu nutzen, so fällt ein späteres Austauschen einzelner Blätter bei veränderten Verhältnissen leichter.

To-Dos für Tag 5:

1. **Notfallkontaktliste ausfüllen (ca. 15 Min):** Nehmen Sie die Notfallkontaktliste zur Hand. Tragen Sie hier alle wichtigen Telefonnummern und Adressen ein, die im Krisenfall schnell verfügbar sein sollten. Dazu gehören:

    - **Familienmitglieder:** Handy- und Arbeitsnummern von Eltern, Großeltern, erwachsenen Kindern. Auch die Handynummer eines verantwortlichen älteren Kindes im Haushalt, falls vorhanden.

    - **Vertrauenspersonen:** Nummer von Nachbarn oder engen Freunden, die im Notfall helfen würden. Gerade wenn Sie mal nicht daheim sind, sollte z. B. ein Nachbar Ihre Kinder anrufen können.

    - **Ärzte & Gesundheit:** Hausarzt, Kinderarzt, wichtige Fachärzte, die Apotheken-Notrufnummer oder örtliche Notapotheke. Krankenkassen-Hotline, falls relevant.

- **Notruf:** Feuerwehr- und Rettungsdienstnotruf **112** und Polizei **110** müssen Kinder ebenfalls kennen. Tragen Sie ruhig „Notruf 112" ein, so haben auch Gäste/Kinder es schriftlich vor sich.

- **Behörden & Service:** Giftnotruf, Versorger für Gas, Wasser, Strom und ggf. Schul- oder Kitaleitung sollten ebenfalls aufgeführt sein.

- **Familienkontakte außerhalb:** Eine Person außerhalb Ihrer Region (z. B. Verwandte in anderer Stadt), die als zentraler Ansprechpartner dienen kann. Oft sind bei regionalen Ausfällen Ferngespräche noch möglich. Vereinbaren Sie, dass diese Person als „Nachrichtenzentrale" fungiert, falls lokale Netze überlastet sind.

Schreiben Sie leserlich und hängen Sie eine Kopie der ausgefüllten Notfallkontaktliste in Ihrer Wohnung auf, z.B. an die Innenseite eines Küchenschranks. Legen Sie eine weitere Kopie in den Notfallordner und Rucksack.

Tipp: Bringen Sie Ihren Kindern altersgerecht bei, wie man im Notfall Hilfe ruft und wer auf dieser Liste steht. Schon Vorschulkinder können lernen: *„Im Notfall rufe ich die 112 an."*

2. **Treffpunkte und Kommunikation (ca. 10 Min):** Besprechen Sie mit allen Familienmitgliedern **gemeinsame Notfall-Treffpunkte** und einen Kommunikationsplan:

- **Zuhause:** Was tun, wenn es einen Feueralarm gibt? Legen Sie einen Sammelplatz in der Nähe des Hauses fest, etwa den Baum gegenüber oder den Hof der Nachbarn. So weiß jeder: *Bei Gefahr im Haus kommen wir alle dahin, sobald wir draußen sind.*

- **Außer Haus:** Überlegen Sie auch einen Treffpunkt, falls ihr euch in der Stadt oder Umgebung trennen müsst und die Handys nicht gehen. Z. B.: *„Wenn in der Stadt etwas passiert und wir getrennt werden, treffen wir uns bei der Post am Marktplatz."* Oder: *„Sollte Schule und Arbeit evakuiert werden, finden wir uns bei der Tante im nächsten Ort ein."*

- **Kommunikationsmittel:** Legen Sie fest, wie Sie Kontakt halten, wenn Handy/Telefon ausfallen. Habt ihr ein UKW-Radio, um Infos von Behörden mitzubekommen? Kennt jeder das Autoladegerät fürs Handy oder die Powerbank? Vielleicht wollen Sie in Walkie-Talkies investieren, wenn Sie ländlich wohnen. Das ist optional, aber besprecht die Möglichkeit.
- **Außenkontakt:** Erinnern Sie alle an die oben erwähnte außerhalb wohnende Kontaktperson. Zum Beispiel: *„Wenn Papa und Mama uns nicht erreichen, rufen wir Tante Sabine in Bayern an, sie hilft uns weiter."*

Diese Absprachen mögen simpel klingen, aber im Ernstfall vermeiden sie Panik und Sucherei. Notieren Sie die Treffpunkte und vereinbarten Kommunikationswege stichpunktartig.

3. **Aufgabenverteilung im Notfall (ca. 10 Min):** Denken Sie nun gemeinsam darüber nach *wer* im Ernstfall *welche* Aufgaben übernehmen soll. Z.B.: *Bei Feueralarm nachts weckt ein Elternteil die Kinder, während der andere den Notfallrucksack schnappt und alle nach draußen führt.* Oder *Bei Stromausfall holt einer die Taschenlampen, der andere kümmert sich ums Radio und checkt Nachrichten.* Schreiben Sie für 1 - 2 Hauptszenarien auf, wer wofür zuständig ist, damit nicht jeder alles gleichzeitig machen will. Im Anhang (S. 109) finden Sie mehrere Szenarien, die Sie als Vorlage nutzen können. Natürlich läuft im Ernstfall nicht immer alles nach Plan, aber die Übung schafft Sicherheit:

- **Evakuierungsszenario:** Wer nimmt den Notfallrucksack mit? Wer hilft vielleicht einem hilfsbedürftigen Familienmitglied, wie den Großeltern oder dem Kleinkind beim Verlassen des Hauses? Gibt es Haustiere einzusammeln?
- **Bleiben-wir-zu-Hause-Szenario:** Wer übernimmt das Radiohören und Infos sammeln? Wer kümmert sich darum, dass die Türen/Fenster geschlossen sind? Wenn Kinder alt genug sind, können Sie ihnen

kleine Aufgaben geben, z. B. *„Lina holt die Taschenlampe aus der Küche, Jonas bringt die Kuscheldecken ins Wohnzimmer."*

- **Betreuung:** Wenn beide Elternteil außer Haus sind, wer ist der Ersatzansprechpartner? Vielleicht die Freundin der Familie ein paar Straßen weiter – das sollte klar ausgesprochen sein.

Schreiben Sie die wichtigsten Punkte dieser Aufgabenverteilung ebenfalls auf. Das mag jetzt sehr formal wirken, aber wenn jeder seine Rolle kennt, läuft die Bewältigung einer Krise *ruhiger* ab.

4. **Familien-Notfallplan dokumentieren (ca. 10 Min):** Jetzt fügen Sie alles zusammen: Kontaktliste, Treffpunkte, Kommunikationswege und Aufgaben. Wenn Sie die Vorlage im Buch nicht genutzt haben können Sie sich an der Reihenfolge der heutigen Tagesaufgaben oder der Vorlage orientieren. Eine mögliche Gliederung:

Halten Sie den Plan **knackig und übersichtlich**. Stichpunkte genügen! Wichtig: Deponieren Sie diesen Plan wiederum im Notfallordner und/oder im Notfallgepäck oder einem Ort, den alle kennen. Gehen Sie den fertigen Plan einmal gemeinsam durch: Jeder sollte wissen, wo er ist und was er bedeutet.

Tagesabschluss: Wunderbar, Ihr familiärer **Notfallplan** steht nun! Damit haben Sie einen der wichtigsten Bausteine der Krisenvorsorge erledigt. Jeder in der Familie weiß jetzt, was zu tun ist und an wen er sich wenden kann. Sie können stolz auf sich und Ihre Lieben sein. Das war heute viel Denk- und Schreibarbeit, aber es lohnt sich. Morgen widmen wir uns der *psychischen Stärke und Resilienz*, damit wir nicht nur materiell, sondern auch mental für Krisen gewappnet sind.

Tag 6: Innere Stärke – Resilienz und psychische Vorbereitung

Tagesziele: Resilienzübungen ausprobieren, Ängste besprechen und Strategien für seelisches Wohlbefinden in Krisen entwickeln.

Heute geht es um die seelische Widerstandskraft Ihrer Familie. Notfälle sind auch eine Herausforderung für die Nerven. Deswegen schauen wir uns heute an, wie Sie und Ihre Kinder mit Ängsten umgehen können und die Zuversicht behalten. Einfache Übungen und Gespräche können gegen Ängste wirken.

To-Dos für Tag 6:

1. **Gemeinsame Resilienzübung (ca. 15 Min):** Starten Sie mit einer Übung, die die **innere Ruhe** fördert.

   - **Atemübung:** Setzen Sie sich in einen Kreis und machen Sie gemeinsam eine einfache Atemübung. *Beispiel:* 4 Sekunden einatmen, 6 Sekunden ausatmen, dabei an etwas Beruhigendes denken, wie Meeresrauschen. Machen Sie das 5 - 6 mal zusammen. Selbst Kinder finden das oft spannend, vor allem wenn man es als kleines Spiel aufzieht: *„Wer kann so langsam pusten wie ein schläfriger Drache?"*.

   - **Lieblingsort in Gedanken:** Jeder schließt die Augen und stellt sich einen Ort vor, an dem er sich sehr wohl und sicher fühlt, wie das eigene Bett, Omas Garten, ein Strand. Wer mag kann danach kurz erzählen, was er oder sie sich vorgestellt hat.

   - **Mini-Meditation oder Dehnübung:** Vielleicht gibt es auch eine kurze angeleitete Meditation (Audio) oder eine kleine Yoga-Übung, die Sie gemeinsam machen können. Wichtig ist nicht, *was* genau Sie tun, sondern *dass* Sie es gemeinsam tun und dabei Ruhe einkehren darf.

   Diese Übung sollte entspannend und locker ablaufen. Es gibt kein Richtig oder Falsch. Ziel ist, ein Werkzeug kennenzulernen, auf das alle im Notfall zurückgreifen können: *„Wenn ich Angst bekomme, erinnere ich mich ans langsame Atmen, das hat geholfen."*.

2. **Offen über Ängste reden (ca. 15 Min):** Nutzen Sie die entspannte Stimmung nach der Übung, um in einem familiengerechten Gespräch über Ängste und Sorgen zu sprechen. Fragen Sie behutsam: *„Gibt es etwas, das euch bei dem Gedanken an Notfälle Angst macht?".* Lassen Sie jeden, auch die Erwachsenen, zu Wort kommen. Vielleicht sagt der Kleine: *„Ich hab Angst im Dunkeln."* Oder ein Teenager sorgt sich: *„Was, wenn unser Haus ganz kaputt geht?".* All diese Äußerungen sind okay. **Wichtig:** Nehmen Sie die Gefühle ernst und bedanken Sie sich für das Vertrauen. Dann überlegen Sie *gemeinsam*, was gegen jede dieser Ängste helfen könnte. Ein Beispiel:

- Angst vor dem Dunkeln?
  → Zeigen Sie nochmal, wo die Taschenlampen liegen, vielleicht darf das Kind eine kleine Taschenlampe ans Bett legen. Man kann auch abmachen: *Bei Stromausfall schlafen wir alle zusammen im Wohnzimmer bei Kerzenlicht, damit keiner allein im Dunkeln ist.*

- Sorge vor Hauseinsturz, etwa bei einem Sturm?
  → Erklären Sie, wie ihr Haus gebaut ist, dass es sehr stabil ist. Zeigen Sie sichere Orte im Haus. Betonen Sie, dass ihr als Eltern immer alles tun werdet, um alle zu schützen, und dass die Wahrscheinlichkeit solcher schlimmen Schäden sehr gering ist.

- Ihre eigene Sorge, ob Sie es schaffen?
  → Sagen Sie laut, was Sie vielleicht innerlich belastet, aber formulieren Sie es **positiv um:** *„Wir haben jetzt so viel vorbereitet. Ich bin zuversichtlich, dass wir als Team das Hinkriegen!"* Kinder hören diese Zuversicht und nehmen sie an.

Dieses Gespräch muss nicht schwer oder traurig sein. Halten Sie die Runde **ermutigend**. Lachen Sie auch mal gemeinsam über abstruse Ideen (*„Wenn Aliens landen, machen wir...!"*). Humor ist ein großer Resilienz-Faktor! Am Ende bedanken Sie sich bei allen fürs Mitmachen. Jetzt weiß jeder: *Es ist okay, Angst zu haben, aber wir können damit umgehen.*

3. **„Notfall-Komfort" vorbereiten (ca. 10 Min):** Überlegen Sie als nächstes, was Ihrer Familie in einer Krisensituation **Trost und Ablenkung** verschaffen kann. Das kann richtig Spaß machen:

   - Packen Sie vielleicht eine kleine *„Notfall-Spielkiste"*: ein Kartenspiel, ein Lieblingsbuch, ein Malblock mit Stiften, ein kleines Kuscheltier – Dinge, die speziell *für den Notfall* reserviert sind, damit sie dann etwas Besonderes sind. Diese Kiste kann neben den Vorräten stehen. Im Blackout zündet ihr Kerzen an und holt die Spielkiste hervor: Schon wird aus dem Stromausfall ein „Kerzenlicht-Spielabend".

   - **Musik und Geschichten:** Laden Sie ein paar Lieblingshörbücher oder -lieder auf ein altes Handy oder MP3-Player, inklusive Batterien oder Solar-Ladegerät. In einer Krise kann Musik beruhigen. Vielleicht singen Sie auch gerne als Familie, dann erstellen Sie doch ein „Krisen-Liederbuch" mit Lieblingsliedern, die man gemeinsam singen kann. Das klingt erstmal komisch, aber solche Rituale geben Halt.

   - **Komfort-Essen:** Denken Sie an ein paar **Seelentröster-Lebensmittel** in Ihrem Vorrat: Schokolade, Gummibärchen, Instant-Kakao oder Tee. Heute können Sie überlegen: Was tut uns gut? Vielleicht backen Sie sogar gemeinsam fürs Gefüh „Krisenkekse" auf Vorrat?

   - **Positive Erinnerung:** Schreiben Sie einen **Familien-Motto-Spruch** auf und hängen Sie ihn an den Notfallordner oder den Kühlschrank. Z.B.: *„Wir halten zusammen – egal was kommt!"* oder *„Gemeinsam sind wir stark."* Das mag simpel klingen, aber ein solcher Satz kann in einer Ausnahmesituation beim Vorbeigehen Mut machen.

Diese kleinen „Komfort"-Vorbereitungen heben Ihre Krisenvorsorge auf die nächste Stufe: Sie denken nicht nur ans Überleben, sondern auch ans seelische Wohlergehen Ihrer Lieben. Das ist echte Familienvorsorge!

4. **Soziales Netzwerk stärken (ca. 10 Min, optional):** Ein wichtiger Aspekt von Resilienz ist zu wissen: *Wir sind nicht allein.* Nutzen Sie daher ein paar Minuten, um Ihr soziales Netz in Hinblick auf Krisen zu stärken.

   - Reden Sie mit den **Nachbarn:** Vielleicht heute beim Abendspaziergang oder am Gartenzaun können Sie beiläufig erwähnen, dass Sie einen Notfallplan gemacht haben und fragen, ob der Nachbar auch vorgesorgt hat. Man kann vereinbaren, im Ernstfall füreinander da zu sein. Eventuell durch gemeinsames Kochen der Vorräte im Falle eines langen Stromausfalls – das kann Gemeinschaft fördern.

   - **Freunde & Verwandte:** Rufen Sie einen nahen Freund oder ein Familienmitglied an. Vielleicht bei der bereits notierten Kontaktperson und sagen ihr, dass Sie ihn/sie in Ihrem Plan als Notfallkontakt vorgesehen haben und bedanken Sie sich. Das schafft Verbindlichkeit und ein gutes Gefühl auf beiden Seiten.

   - Falls in Ihrem Umfeld hilfsbedürftige Personen sind, beispielsweise eine alleinstehende alte Dame im Haus, überlegen Sie im Voraus, wie Sie ihr im Notfall helfen könnten. Besprechen Sie das vielleicht an einem anderen Tag mit ihr, aber nehmen Sie den Gedanken heute schon einmal positiv auf. Zusammenhalt stärkt das Sicherheitsgefühl aller.

   Dieser Schritt ist optional, aber sehr empfehlenswert. Menschen sind in Krisen enorm wichtig füreinander. Schon das Wissen, man kann notfalls beim Nachbar klingeln, macht jeden von uns innerlich stärker.

Tagesabschluss: Heute haben Sie und Ihre Familie an eurer **mentalen Stärke** gearbeitet – etwas, das oft vergessen wird, aber so wichtig ist. Indem Sie Entspannung geübt, Ängste besprochen und kleine Trostspender vorbereitet haben, wachsen Sie als Team enger zusammen. Sie können wirklich stolz sein: Jetzt ist Ihre Familie nicht nur materiell, sondern auch seelisch gewappnet. **Morgen steht der letzte Tag unseres 7-Tage-Plans an:** Wir werden das Gelernte *proben* und Ihre Vorsorge dauerhaft *verankern*.

Tag 7: Probedurchlauf und Routine für die Zukunft

Tagesziele: Eine Notfallübung durchführen, die Vorsorge überprüfen und Pläne für die Zukunft festhalten.

Willkommen zum finalen Tag! Heute testen wir alles, was Sie vorbereitet haben, in einem kleinen Probedurchlauf, und sorgen dafür, dass Ihre Krisenvorsorge nachhaltig gepflegt wird. Stellen Sie sich vor, Sie erleben heute „im Spiel" einen Notfall und meistern ihn hervorragend, so sind Sie für den Ernstfall gleich viel sicherer. Außerdem geht es darum, die getroffenen Vorkehrungen künftig aktuell zu halten. Am Ende des Tages und dieser Woche können Sie mit Recht sagen: *„Wir sind krisenfest!"*

To-Dos für Tag 7:

1. **Notfallübung mit der Familie (ca. 20 Min):** Planen Sie ein kleines **Szenario** und spielen Sie es als Übung durch. Wählen Sie etwas, das zu Ihren wichtigsten Risiken passt, aber starten Sie gern mit etwas Einfachem wie einem **Stromausfall bei Abendessenzeit** oder einem **Feueralarm**:

   - **Szenario Stromausfall:** Kündigen Sie an: *„Ab jetzt ist für eine halbe Stunde Stromausfall!"* Schalten Sie die Sicherungen für einen Moment ab (wenn machbar) oder simulieren Sie es einfach, indem niemand das Licht benutzt. Beobachten Sie, wie alle reagieren. Finden alle ihre Taschenlampen? Kommt der Notfallrucksack zum Einsatz, um ans Radio zu kommen, oder Kerzen? Vielleicht machen Sie zusammen, mit dem was da ist, ein kaltes Abendbrot. Diese Übung kann sogar Spaß machen. Nach 30 Minuten ist „der Spuk vorbei" und Sie besprechen kurz: Hat alles geklappt? Was haben wir gelernt?

   - **Szenario Feueralarm:** Drücken Sie testweise einen Rauchmelder oder rufen Sie „Feuer, Feuer!" (ohne die Nachbarn zu erschrecken). Alle spielen nun ernsthaft durch, was zu tun wäre: Wer schnappt sich was? Treffen alle sich wie besprochen draußen? Es geht um das zügige Verlassen des Hauses mit den wichtigsten Dingen. Stoppen Sie die Zeit vom „Alarm", bis alle draußen am Treffpunkt sind. Hinterher loben Sie alle: *„Gut, wir waren in 2 Minuten draußen. Papa hat dran gedacht, den Notfallrucksack zu nehmen, super! Was könnten wir nächstes Mal noch besser machen?"* Vielleicht merken Sie, dass im Dunkeln Schuhe anziehen zu lange dauerte, daraus lernt man, z.B. Hausschuhe nahe ans Bett zu stellen.

- **Alternatives Szenario:** Wenn diese beiden nicht passen, simulieren Sie z. B. *„Wir müssen kurzfristig das Haus verlassen"* (Evakuierungsübung). Alle tun nun so, als ob man, wegen eines Gaslecks oder Bombenfundes in der Nähe, schnell das Haus verlassen muss. Alternativ ein Lockdown-Spiel *„Wir bleiben 24h drinnen"*.

Das Entscheidende: **Erfahrung sammeln.** Durch so eine Übung werden theoretische Pläne praktisch erprobt. Halten Sie die Übung kindgerecht und stressfrei, aber realistisch genug, dass alle den Ernst verstehen. Reden Sie UNBEDINGT darüber: Was hat gut funktioniert? Was hat gehakt? Jede Erkenntnis ist wertvoll und kann jetzt, genutzt werden, um Ihre Planung oder Ausstattung zu verbessern.

2. **Ausrüstung und Vorräte Endkontrolle (ca. 10 Min):** Gehen Sie nach der Übung einmal mehr Ihre Vorsorgeliste im Kopf oder auf Papier durch:

- Sind **Notfallrucksack und Ordner** vollständig und wieder an ihrem Platz gelandet nach der Übung? Falls Sie was rausgenommen haben, packen Sie es jetzt zurück.

- Wurden bei der Übung Schwachstellen sichtbar, z. B. fehlte eine Taschenlampe oder der Haustürschlüssel steckte nicht? Schreiben Sie sofort auf, was verbessert oder ergänzt werden muss.

- Werfen Sie einen letzten Blick auf Ihre **Vorräte**: Alles, was in den letzten Tagen ergänzt wurde, ist nun da. Falls noch Einkäufe offen sind, planen Sie fest ein, wann Sie diese erledigen – vielleicht direkt morgen als Abschluss dieser Vorsorgewoche.

- **Checkliste abhaken:** Gehen Sie zum Spaß mal die Checklisten aus dem Anhang ein letztes Mal durch und genießen Sie das Gefühl, so viele Häkchen setzen zu können! Was vor einer Woche noch leer war, ist nun gefüllt – großartig, oder?
- **Elektronik:** Laden Sie die **Powerbank** wieder auf, falls im Test gebraucht. Prüfen Sie, ob alle Handys geladen sind.
- **Dokumente:** Schauen Sie, ob alle wichtigen Papiere jetzt im Notfallordner gelandet sind (z. B. Kopien, Kontaktdaten, etc.). Wenn nicht, ergänzen Sie die noch.

Diese Endkontrolle stellt sicher, dass nach der Übung alles wieder an Ort und Stelle ist und nichts vergessen wurde.

3. **Wartungs- und Update-Plan festlegen (ca. 10 Min):** Ihre Vorsorge ist jetzt sehr gut. Damit das so bleibt, sollten Sie einen Wartungsplan erstellen. Keine Sorge, das ist schnell gemacht:

- **Kalender markieren:** Tragen Sie sich ein, alle **6 Monate**, oder zumindest jährlich, einen „Vorsorge-Check" zu machen. Sie können auch ein bestimmtes Datum, wie Neujahr oder der Beginn der Herbstzeit, wenn die Uhren umgestellt werden, wählen – was immer Sie sich leicht merken können. Stellen Sie dafür einen Termin im Familienkalender oder Handy ein: *Vorräte & Notfallplan prüfen.*
- **Erinnerungen für Verfall:** Notieren Sie das **Ablaufdatum** wichtiger Dinge. Zum Beispiel: Wasser austauschen im **(Monat/Jahr)**, Medikamente X laufen im **(Monat/Jahr)** ab, Feuerlöscher-Prüfung wieder fällig **(Jahr)**. Das können Sie direkt im Notfallordner auf einer „Wartungsliste" festhalten oder als Notiz im Handy.
- **Regelmäßige Übungen:** Beschließen Sie als Familie, etwa **zweimal im Jahr** eine kleine Notfallübung zu wiederholen. Vielleicht am Jahrestag dieser Woche, oder immer nach den Sommerferien. Das zeigt Kindern, dass Vorbereitung dazu gehört wie der Schulranzen-Check.

- **Plan-Update:** Wenn sich etwas ändert, wie ein neues Haustier, ein weiteres Baby, Umzug, neue Telefonnummern, aktualisieren Sie **zeit-nah** Ihre Listen und Pläne. Halten Sie das Notfall-Dokument am Leben. Es soll ja mit Ihrer Familie mitwachsen.

- **Austausch in der Familie:** Legen Sie fest, dass Sie z. B. beim Familien-abend einmal im Quartal kurz das Thema ansprechen: *„Alles gut mit unserem Notfallgepäck? Irgendwelche Ideen oder Fragen?"* So bleibt das Bewusstsein erhalten, ohne Angst zu schüren.

4. **Erfolg feiern (ca. 5 Min): Geschafft!** Sie haben den 7-Tage-Plan erfolg-reich absolviert. Das sollte gefeiert werden, schließlich haben Sie und Ihre Familie etwas Großartiges geleistet. Überlegen Sie sich eine kleine **Belohnung**: Vielleicht ein gemütlicher Familienfilmabend mit Pick-nick im Wohnzimmer. Stoßen Sie mit einem Kindersekt oder einem be-sonderen Saft an und lassen Sie jedes Familienmitglied kurz sagen, was es diese Woche gelernt hat. Positive Verstärkung ist wichtig: Die Kinder, und auch Sie selbst, sollen spüren, dass **Vorsorge etwas Positives** ist und man sich danach richtig gut fühlen kann.

Tagesabschluss & Ausblick: Herzlichen Glückwunsch! Ihre Familie ist jetzt *in sieben Tagen krisenfest* geworden! Sie haben Vorsorge getroffen, ohne in Pa-nik zu verfallen. Im Gegenteil: Sie haben das Thema ruhig und praktisch an-gepackt. Das Ergebnis: mehr Sicherheit, mehr Gelassenheit und ein starkes Wir-Gefühl in Ihrer Familie.

Denken Sie daran: Krisenfest zu sein ist ein fortlaufender Prozess, aber mit dem Fundament, das Sie in dieser Woche gelegt haben, sind Sie bestens ge-rüstet. Bleiben Sie dran, halten Sie Ihre Checklisten aktuell und Bewahren Sie sich die Zuversicht, dass Sie gemeinsam fast alles meistern können.

Vielen Dank, dass Sie diesen 7-Tage-Plan durchgearbeitet haben. Bleiben Sie sicher und zuversichtlich!

8. PRAKTISCHE TIPPS FÜR KLEINE BUDGETS

Notfallvorsorge muss nicht teuer sein. Viele Ausrüstungsgegenstände haben Sie vielleicht schon zu Hause, und anderes lässt sich günstig beschaffen. Hier ein paar Budget-Tipps, damit Sie Ihre Familie krisenfest machen, ohne das Portemonnaie zu sehr zu belasten:

- **Bestandsaufnahme machen:** Schauen Sie zuerst, was bereits vorhanden ist. Haben Sie irgendwo Taschenlampen, alte Camping-Sachen oder Kerzen? Viele Haushalte besitzen z.B. einen Spirituskocher oder eine Campinglampe von früheren Ausflügen, ohne daran zu denken. Nutzen Sie vorhandene Dinge, statt alles neu zu kaufen. Auch Omas alte Wolldecke oder Opas Kurbelradio vom Dachboden können wieder aktiviert werden.

- **Prioritäten setzen:** Starten Sie mit den wirklich wichtigen Dingen: Licht, Wasser, Lebensmittel, Medikamente. Diese sollten als erstes besorgt werden, falls Sie sie nicht haben. Teure Spezialausrüstung kann warten. Zum Beispiel ist ein einfacher Eimer für die Not-Toilette erstmal wichtiger als ein High-Tech-Wasserfilter. Schreiben Sie sich eine kleine Einkaufsliste und arbeiten Sie diese nach und nach ab. So verteilt sich die finanzielle Belastung.

- **Günstige Alternativen:** Überlegen Sie bei jedem Ausrüstungsgegenstand, ob es eine preiswerte Variante gibt. Muss es die große Marken-Stirnlampe für 50 Euro sein? Oder reicht eine einfache LED-Stirnlampe für 10 Euro, die vielleicht nicht ganz so ultrahell ist, aber ihren Zweck erfüllt? Oft tun es No-Name-Produkte fast genauso gut. Discounter haben immer wieder Aktionsware (z.B. Campingbedarf, Batterien, Werkzeug) zu erschwinglichen Preisen. Auch Second-Hand-Plattformen bieten die Möglichkeit notwendiges Zubehör günstig zu kaufen: Dort finden Sie vielleicht kaum benutzte Campingkocher oder -toiletten viel billiger als neu.

- **Mehrfachnutzen und Qualität:** *Billig* kaufen heißt nicht, dass es nach ein-mal Benutzen kaputt gehen soll. Achten Sie schon auf solide Qualität bei kritischen Dingen wie Lampen oder Kocher. Diese Gegenstände sol-len im Notfall verlässlich funktionieren. Auch viele preiswerte Produkte erfüllen das. Ein Tipp: USB-Ladegeräte oder Powerbanks können Sie auch im Alltag nutzen (für Ausflüge, im Auto, etc.), LED-Lichterketten auf Batteriebasis können Sie in Friedenszeiten als Deko nutzen, so lohnt sich die Anschaffung doppelt. Investieren Sie lieber in 2 - 3 universell einsetzbare Dinge als in ein teures Spezialgerät, das nur im Keller liegt.

- **Üben und testen im Alltag:** Alles, was Sie anschaffen, sollten Sie mindes-tens einmal spielerisch mit der Familie ausprobieren. Bereiten Sie z.B. mit dem Campingkocher Kakao zu. So merken Sie, ob die Ausrüstung taugt. Und die Kinder erleben es als Spiel, nicht als bedrohlich. Durch Probeläufe investieren Sie nur in das, was wirklich gebraucht wird, und vermeiden Fehlkäufe.

- **Gemeinsam mit anderen teilen:** Tauschen oder teilen Sie Ausrüstung in der Nachbarschaft oder Familie. Nicht jeder braucht z.B. ein Notstrom-aggregat. Aber wenn Ihr Nachbar eines hat und Sie noch einen Kanister Benzin in der Garage, kann man sich im Ernstfall gegenseitig aushelfen. Sprechen Sie im Freundeskreis darüber, denn oft hat jemand etwas doppelt, was man günstig abgeben kann. Zusammen vorbereitet sein entlastet finanziell und seelisch.

Am Ende zählt vor allem die Praxisnähe: Kaufen Sie nichts, was Sie nicht be-dienen können oder was unverhältnismäßig teuer ist. Halten Sie es einfach: Mit einem kleinen Vorrat und ein paar grundlegenden Geräten kommen Sie schon sehr weit. Und denken Sie daran: Notfallvorsorge ist ein laufender Prozess. Sie können immer mal wieder etwas ergänzen, wenn es Ihr Budget zulässt. Wichtig ist, angefangen zu haben. Schon mit wenig Geld kann man viel erreichen. Ihre Familie wird den Unterschied merken: Die Eltern wirken vorbereitet und ruhig, weil sie wissen, sie haben vorgesorgt.

9. ANLAGEN

Checkliste: Notfallrucksack (Fluchtrucksack)

Ein Notfallrucksack sollte so gepackt sein, dass er im Ernstfall schnell griffbereit ist und die Grundversorgung für 2–3 Tage sicherstellt.

1. **Wichtige Dokumente & Finanzen**
   [ ] Personalausweis / Reisepass Kopien
   [ ] Krankenversicherungskarte Kopien
   [ ] Impfpass Kopien
   [ ] Bargeld (in kleiner Stückelung)
   [ ] Wichtige Verträge (z. B. Mietvertrag, Versicherungspolicen)
   [ ] USB-Stick mit digitalen Kopien wichtiger Dokumente
   [ ]

2. **Erste Hilfe & Gesundheit**
   [ ] Erste-Hilfe-Set
   [ ] Persönliche Medikamente für mehrere Tage
   [ ] FFP2- oder OP-Masken
   [ ] Desinfektionsmittel
   [ ]

3. **Kommunikation & Elektronik**
   [ ] Mobiltelefon mit Ladekabel
   [ ] Powerbank
   [ ] Batteriebetriebenes Radio oder Kurbelradio
   [ ] Taschenlampe oder Stirnlampe mit Ersatzbatterien
   [ ]

4. **Verpflegung & Wasser**
   [ ] Trinkwasser (mindestens 2 Liter pro Person)
   [ ] Haltbare Lebensmittel (z. B. Energieriegel, Studentenfutter)
   [ ] ggf. Tierfutter

5. Kleidung & Schutz

[ ] Wechselkleidung (Unterwäsche, Socken, T-Shirt)

[ ] Wetterfeste Kleidung (Regenjacke, warme Kleidung)

[ ] Kopfbedeckung (Mütze oder Hut)

[ ] Handschuhe

[ ] Stabiles Schuhwerk

[ ]

6. Hygieneartikel

[ ] Zahnbürste und Zahnpasta

[ ] Seife oder Duschgel

[ ] Feuchttücher

[ ] Toilettenpapier

[ ] Handtuch

[ ] Monatshygieneartikel

[ ]

7. Sonstiges

[ ] Schlafsack oder Decke und Isomatte

[ ] Multitool oder Taschenmesser

[ ] Notizblock und Stift

[ ] Spielkarten

[ ] Signalpfeife

[ ] Müllbeutel

[ ] Wichtige Zweitschlüssel

[ ] Brille

[ ] Medikamente

[ ]

[ ]

[ ]

[ ]

[ ]

Checkliste: Hygieneartikel

Hygiene ist auch in Krisenzeiten wichtig, um Krankheiten vorzubeugen.

[ ] Seife oder Duschgel

[ ] Zahnbürste und Zahnpasta

[ ] Feuchttücher

[ ] Toilettenpapier

[ ] Handtuch

[ ] Monatshygieneartikel

[ ] Rasierer und Rasierschaum

[ ] Nagelschere oder Nagelknipser

[ ] Kamm oder Bürste

[ ] Waschmittel (z. B. Reisewaschmittel)

[ ]

[ ]

[ ]

Szenarien

Stromausfall

- Ruhe bewahren, alternative Lichtquellen nutzen (Taschenlampen, Kerzen).
- Elektrische Geräte ausstecken, um Überlastung bei Wiederkehr des Stroms zu vermeiden.
- Prüfen, ob der Stromausfall nur das eigene Haus betrifft.
- Radio oder Handy nutzen, um Informationen einzuholen.
- Kühlschrank und Gefriertruhe möglichst geschlossen halten.

Evakuierung

- Notfallrucksack und wichtige Dokumente griffbereit halten.
- Anweisungen von Behörden genau befolgen.
- Haustiere nicht vergessen – Transportbox bereitstellen.
- Nachbarn, die Hilfe benötigen, informieren und unterstützen.
- Haus sichern: Türen/Fenster schließen, Gas/Wasser/Strom abstellen.

Medizinischer Notfall

- Notruf 112 wählen und ruhig die Situation schildern.
- Erste-Hilfe leisten (z.B. stabile Seitenlage, Wiederbelebung, etc.).
- Unfallort absichern und verletzte Person beruhigen.
- Wichtige medizinische Unterlagen (Allergien, Medikamente, Befunde) bereithalten.

Kommunikationsausfall

- Vereinbarte Treffpunkte aufsuchen, wenn möglich.
- Handyakkus sparsam nutzen – Powerbanks verwenden.
- Öffentliche Bekanntmachungen beachten.
- Ruhe bewahren und Hilfsbedürftige unterstützen.
- Versuchen, alternative Kommunikationswege zu nutzen (z.B. SMS, Funkgeräte, Aushänge).

Naturkatastrophe (z.B. Hochwasser, Sturm)

- Sichere Bereiche im Haus aufsuchen (bei Sturm innenliegende Räume aufsuchen, bei Hochwasser höhergelegene Stockwerke).
- Lokale Warnungen beachten (Radio, Lautsprecheransagen, Warn-Apps).
- Fenster und Türen schließen, ggf. abdichten.
- Elektrische Geräte ausstecken, oder Sicherung rausnehmen.
- Erst nach offizieller Entwarnung die Schutzräume verlassen.

Notfallkontaktliste

Wichtige Notrufnummern

Dienst	Telefonnummer
Polizei	110
Feuerwehr	112
Rettungsdienst	112
Giftnotruf	030 19240
Hausärztlicher Notdienst	116 117

Private Notfallkontakte

Name / Beziehung	Telefonnummer	Adresse / Hinweise

Hinweis: Diese Liste regelmäßig überprüfen und aktuell halten! Vor allem Telefonnummern und Adressen der privaten Kontakte.

Familien-Notfallplan

Stand:

1. FAMILIENMITGLIEDER

Name	Geburtstag	Mobil-Nr.	E-Mail	Hinweise

2. NOTFALLKONTAKTE

Kontaktperson außerhalb des Wohnorts:
Name und Beziehung zur Familie:

_____

Telefon (mobil):

_____

Telefon (Festnetz):

_____

E-Mail:

_____

3. NOTFALLTREFFPUNKTE

In der Nähe des Wohnorts
Ort:

_____

Adresse:

_____

Hinweise: (leicht erreichbar, sicherer)

_____

Außerhalb des Wohnorts
Ort:

_____

Adresse:

_____

Hinweise: (bei Verwandten, Ferienhaus)

_____

4. KOMMUNIKATIONSPLAN

Primäre Kommunikationsmittel: Mobiltelefon, Festnetz, E-Mail?

_____

Alternative Kommunikationsmittel: SMS, soziale Medien, Treffpunkt?

_____

Ausfall der Kommunikation: Nachricht hinterlassen, Treffpunkt aufsuchen?

_____

5. AUFGABENVERTEILUNG IM NOTFALL

Aufgabe	Verantwortliche Person
Notfallrucksack mitnehmen	
Haustiere versorgen	
Strom, Gas, Wasser abstellen	
Fenster und Türen schließen	
Erste-Hilfe-Set mitnehmen	
Kinder betreuen	
Ältere Familienmitglieder betreuen	

6. WICHTIGE DOKUMENTE UND AUFBEWAHRUNGSORTE

Dokument	Aufbewahrungsort
Personalausweise / Reisepässe	
Geburtsurkunden	
Versicherungspolicen	
Impf- und Gesundheitsunterlagen	
Bankunterlagen	
Testament / Vollmachten	
Medikamentenplan	
Patientenverfügung	

7. HAUSTIERE

Tierart / Name	Besonderheiten (z. B. Medikamente, Futter)	Betreuende Person im Notfall

8. WEITERE HINWEISE

Ort des Notfallordners: (z. B. Wohnzimmerregal, Flurkommode)

_____

Ort des Notfallrucksacks: (z. B. Garderobe, Abstellraum)

_____

Letzte Aktualisierung des Plans:

_____

Nächste geplante Überprüfung:

_____

Hinweis: Es wird empfohlen, diesen Notfallplan mindestens einmal jährlich zu überprüfen und bei Bedarf zu aktualisieren. Alle Familienmitglieder sollten mit dem Inhalt vertraut sein und wissen, wo der Plan aufbewahrt wird.

Notfallausweis für Kinder

Name des Kindes	
Geburtsdatum	
Adresse	
Telefonnummer Eltern / Erziehungsberechtigte	
Notfallkontakt Name & Telefonnummer	
Blutgruppe	
Allergien / Unverträglichkeiten	
Wichtige Medikamente	
Hausarzt Name & Telefonnummer	

Hinweis: Bei Änderungen bitte zeitnah aktualisieren!

Nachwort: Gemeinsam stark – Ihr Weg zur Krisenresilienz

Herzlichen Glückwunsch! Mit dem Durcharbeiten dieses Ratgebers und der Checklisten haben Sie einen bedeutenden Schritt in Richtung einer krisenfesten Familie gemacht. Sie haben nicht nur theoretisches Wissen erworben, sondern auch praktische Maßnahmen ergriffen, um auf unerwartete Situationen vorbereitet zu sein.

Krisenresilienz bedeutet nicht, alle Eventualitäten vorherzusehen, sondern die Fähigkeit zu entwickeln, flexibel und besonnen auf Herausforderungen zu reagieren. Mit den erarbeiteten Plänen und Vorräten haben Sie eine solide Basis geschaffen, die Ihnen Sicherheit und Selbstvertrauen gibt.

Denken Sie daran, dass Vorsorge ein fortlaufender Prozess ist. Überprüfen und aktualisieren Sie regelmäßig Ihre Pläne und Vorräte, und beziehen Sie alle Familienmitglieder in diesen Prozess ein. So bleibt die Krisenfestigkeit lebendig und anpassungsfähig.

Ich danke Ihnen für Ihr Vertrauen und wünsche Ihnen und Ihrer Familie alles Gute. Bleiben Sie informiert, vorbereitet und zuversichtlich.

Mit herzlichen Grüßen,

Christoph Sommer

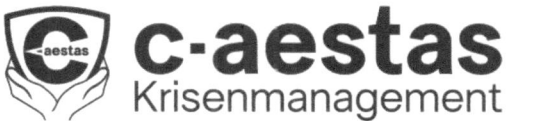

www.c-aestas.de

Danksagung:

Von ganzem Herzen danke ich dir! Du hast mir geholfen, mein Wissen und meine Erfahrungen zu bündeln und so aufzubereiten, dass andere Menschen und Familien davon profitieren und sich besser vorbereiten können. Diese Stärke, die wir gemeinsam gefunden haben, ist ein Geschenk für uns alle – dafür danke ich dir von Herzen.